AF458809

AVIS AU SEXE

SUR

LES CANCERS AU SEIN,

OU

L'ART DE LES GUÉRIR

PAR UN CAUSTIQUE NOUVEAU,

Adouci & inventé par M. DOREZ, ancien Chirurgien de l'Hôpital-Militaire du Cap François, île Saint-Domingue; Maître en Chirurgie reçu à Saint-Côme à Paris, pour la Banlieue dudit Paris; Maître en Chirurgie de la Communauté de Villenaux; & Maître Apothicaire reçu au Collége de Pharmacie de Paris pour ledit Villenaux.

Rassurez-vous, Filles & Femmes, désormais plus de cancer au sein, en faisant guérir le germe!
Principiis obsta. . . . . .
Si vous temporisez, *serò Medicina paratur.*

Prix, 24 sols.

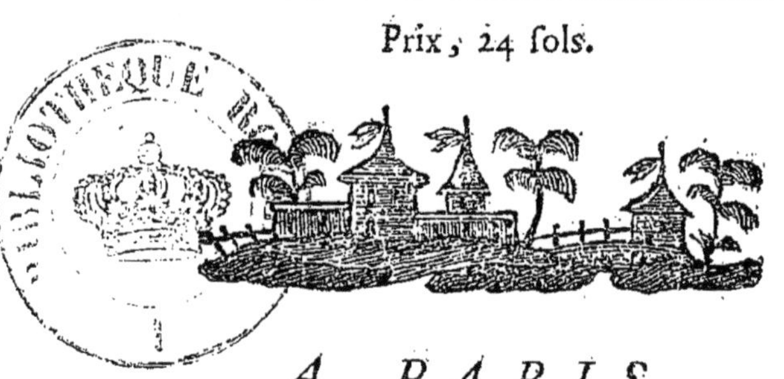

A PARIS,
Chez L'AUTEUR, rue & île S. Louis, N° 105.

1790.

J'en ai trouvé beaucoup à qui cette maniere de voir a été funeste, parce que le mal est parvenu à un degré où je n'ai pu entreprendre de le guérir : elles sont mortes ensuite plus ou moins promptement.

Le peu de douleur que les personnes sentent dans les commencemens de ces duretés, est ce qui est redoutable, parce qu'elles n'y pensent pas, ou elles ne veulent pas y penser ; le mal croît doucement chez quelques-unes, & parvient souvent, en dormant, à un degré incurable. Ne pourroit - on comparer cette fausse sécurité au lievre qui perdit la gageure avec la tortue, pour s'être fié sur ses jambes alertes ?

Depuis plus de deux ans, j'en ai vu beaucoup à Paris qui avoient de ces petites duretés, & qui ont mieux aimé rester telles que telles, plutôt que de se faire guérir par mon caustique ; mais je suis sûr que, si elles ne les ont pas fait guérir, elles sont augmentées.

Qu'on ne croie pas que je veuille forcer

les volontés, c'est ordinairement l'instant où on a moins de confiance. Liberté, oui, liberté; mais convaincu autant que qui que ce soit de la marche du cancer & de ses évenemens, je dois prévenir le sexe.

Que si les malades que j'ai guéries ont été plusieurs années à conserver leurs cancers sans presque de douleurs, à devenir volumineux, & néanmoins avoir été guéries par mon caustique, celles qui en ont le germe ne doivent pas se flatter toutes d'attendre le même tems sans en être victimes, parce que j'en ai vu mourir en six mois, à partir du coup qu'elles ont reçues dans le sein; on verra dans le courant de l'ouvrage ce que j'avance, c'est pourquoi il vaut mieux s'y prendre au commencement.

Malgré cela, je continuerai d'entreprendre les duretés au sein des femmes demeurant à Paris, depuis le volume d'une noisette, jusqu'à celui du cancer gros comme une orange, sans être ulcéré, ni adhérent aux côtes.

AVERTISSEMENT.

J'AI fait insérer dans les Journaux les différentes personnes, tant de Paris que des Provinces, que j'ai guéries de cancer au sein, par le moyen de mon caustique ; on aura remarqué que plusieurs de ces cancers étoient tous volumineux, notamment deux qui avoient seize pouces de circonférence à la base, sur six de long.

Ce seroit peut-être une raison à celles qui ont des petites duretés dans le sein, sans douleur, ou peu, à n'y rien faire, ou à tenter d'autres moyens que mon caustique, en le laissant pour derniere ressource (1).

---

(1) Une petite dureté dans le sein peut-elle rester toute la vie sans augmenter ? Dans ce cas, il est inutile d'y rien faire absolument.

Si, au contraire, cette dureté peut augmenter, il faut donc y faire ce qu'il faut. A mon avis, c'est celui des remedes qui réussissent avec autant de certitude que le caustique.

Pour les Dames des Provinces, je persiste toujours à ne vouloir entreprendre les cancers de leurs seins, que

1°. Quand ils ne seront pas plus gros qu'une orange ;

2°. Non ulcéré ;

3°. Sans adhérence aux côtes ;

4°. Sans dureté sous l'aisselle ;

5°. Quand il n'y aura qu'un sein attaqué.

Tous les jours je trouve des personnes dont les cancers ne sont pas volumineux, & que je ne peux entreprendre, parce qu'elles sont valétudinaires ou très-amaigries. C'est donc encore une nouvelle invitation à les engager à ne pas attendre.

Depuis quelque tems, j'emploie, avec succès, des topiques qu'on applique sur le sein qui vient d'être blessé, où il n'y a que contusion & échimose : en peu de jours ce gonflement se dissipe, & il n'y reste aucune dureté ; ce traitement est très-important, puisqu'il peut éviter les cancers, par conséquent les caustiques ; mais il faut qu'il n'y ait que gonflement.

Par le grand nombre que j'ai eu la

douleur de laiſſer ſans pouvoir les entreprendre, dont la liſte de quelques-unes eſt à la fin, on verra bien comme j'ai préféré la gloire à l'argent.

J'ai été cependant dans le cas d'employer mes épythêmes palliatifs ſur quelques cancers ulcérés des malades qui y avoient confiance : je les ai continué jusqu'à la mort ; comme il eſt très-vrai que j'ai des détracteurs, ils n'auront pas manqué de dire que c'étoit l'effet de mes remedes.

Cela dit de côté & d'autre pourroit intimider les malades & les empêcher de s'adreſſer à moi, crainte d'être trompées : pour les raſſurer, je mettrai à la fin les lettres (en forme d'atteſtation), des perſonnes intéreſſées aux malades, qui m'ont engagé de changer leurs ſouffrances de mal en bien ; on pourra s'informer ſi j'ai réuſſi.

Ce ſeroit bien injuſtement qu'on m'inculperoit d'adoucir des douleurs intolérables, de révivifier, pendant un certain tems, (ſi on peut le dire), des pauvres malades qui ſont aux abois, par l'enſemble d'un cancer ulcéré au dernier degré. Peut-on être ſourd à leurs demandes plaintives? Non, il eſt impoſſible : il faut les voir, les entendre; duſſai-je encourir tout ce que pourroient dire les envieux, je ſoulagerai toujours quand je ne pourrai guérir, ce qui n'arrivera plus, comme je l'ai dit plus haut, en ſe faiſant guérir au commencement.

On verra auſſi que cet avis au ſexe eſt le réſultat de ce que j'ai obſervé au lit des malades, & par les lettres nombreuſes des perſonnes attaquées de cette cruelle maladie, & non tout ce que j'aurois pu trier dans les livres qui en ont fait mention.

Je compterai pour un des beaux jours de ma vie, celui où j'aurai réuſſi à ſauver ceux de tant de femmes chéries de leurs maris, de meres précieuſes à des familles plus ou moins nombreuſes; enfin à des individus agréables à la Société.

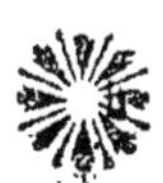

NOMENCLATURE du cancer au ſein, rapportée à ſa juſte valeur.

Ce qu'eſt le cancer dans ſon origine, ce qu'il eſt de tems à reſter dans le même état, ou à faire des progrès très-prompts.

Les ulceres qu'il en réſulte, & leur incurabilité.

Les cauſes, leurs effets.

Le précis des remedes qu'on a employé juſqu'à préſent ſans ſuccès.

Les réponſes de celles qui ne veulent rien faire, parce qu'elles ne reſſentent aucune douleur.

Mes épythêmes appliqués ſur le ſein dès qu'il n'y a que gonflement, & puiſſans pour en opérer la guériſon.

Mon cauſtique pour détruire les duretés.

Liatralipcité pour anéantir toute eſpece d'embarras dans les tubes du corps, & rétablir l'équilibre entre les ſolides & les fluides.

Le nom des Villes où j'ai été consulté.

Les Lettres de quelques personnes guéries, detaillées de maniere qu'elles peuvent suffire aux extraits des autres guérisons.

L'impossibilité physique que mon caustique puisse entrer dans le sang & occasionner des maladies différentes.

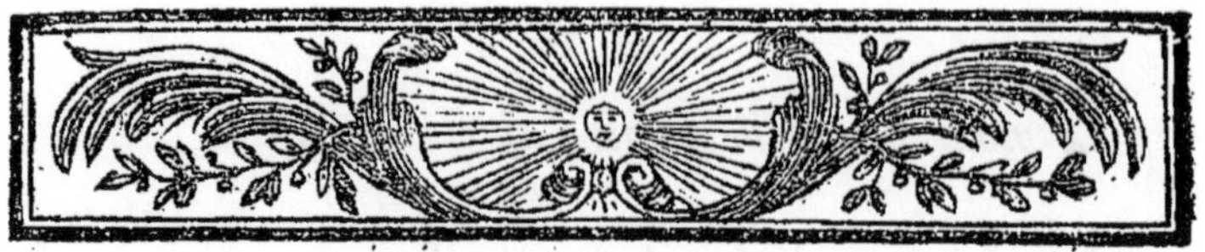

NOMENCLATURE.

ON appelle cancer au ſein non ulcéré, une dureté plus ou moins volumineuſe, avec des élancemens, des picotemens & des douleurs poignantes (1), par intervalles ou continuelles, & plus violentes à l'approche des regles; ce qui reſſemble au ſerrement de l'écreviſſe, qu'on appelle en latin *cancer*. On pourroit encore rendre ce mot plus ſenſible, en diſant que les progrès du mal ſe font du côté des côtes, par des expanſions en forme de pattes d'écreviſſe, qui vont à reculons.

On voit, par cette définition, que toutes les tumeurs de ce local ne ſont pas des cancers, puiſqu'il y en a beaucoup, juſqu'à une certaine groſſeur, qui ne changent pas la couleur de la peau, qui ſont ſans douleur, ſans picotemens & ſans élancemens. Ces duretés ſont, proprement dit, des skirrhes ou glandes skirrhées.

Dans leur origine, ces skirrhes ou glandes

---

(1) Quelquefois avec changement de couleur à la peau. Parmi le grand nombre que j'ai vu, je n'en ai trouvé que quelques-uns où il y avoit inégalités ſaillantes, des veines plus groſſes, noirâtres & variqueuſes.

Quant à la deſcription du cancer ulcéré, on la trouvera à la page 36.

skirrhées restent quelquefois des années dans le même état, quelquefois aussi elles font des progrès très-prompts, cela dépend d'un concours de circonstances que je détaillerai dans le courant de cet Ouvrage.

Les ulceres qui en résultent & leur incurabilité sont encore le produit de l'ensemble de l'inquiétude, &c.; avant de passer aux causes, aux effets & aux moyens curatifs, &c. je dois prouver que les filles & les femmes n'auront plus désormais de cancer au sein, si elles veulent faire guérir une petite dureté : *Principiis obsta*.

En effet, comment commence un cancer au sein? n'est-ce pas par une dureté grosse comme une lentille? Eh bien, qu'on l'ôte, dans cet état, par un moyen externe & certain, n'est-ce pas détruire la cause? Par conséquent point de cause, point d'effet.

Le plus grand nombre qui ont de ces duretés, ne les ont-elles pas que parce qu'elles ont reçu quelques coups dans le sein? Avant, ne jouissoient-elles pas de la meilleure santé? Ne s'en trouve-t-il pas à tous les âges, depuis celui où le sein croît, jusqu'à celui de quarante, cinquante, soixante ans & plus, qui ont de ces duretés, & qui se portent à parvenir à la longevité? Ces duretés pulluleroient-elles, puisqu'il n'y a dans leur lymphe aucun principe cancéreux? Donc, point de cause, point d'effet.

« A moins qu'on ne veuille soutenir que les
» filles & les femmes contractent, dès leur créa-
» tion, ce vice cancéreux, comme les individus
» des deux sexes contractent celui de la petite
» vérole, & que la contusion seroit la cause dé-
» terminante, ce qui paroît diamétralement
» opposé à l'expérience, puisqu'on voit très-peu
» d'hommes mourir de cancer au sein (1) : Prati-
» ciens, jugez le fait ».

Et pourquoi donc, dira-t-on, ces mêmes personnes qui sont jeunes, fortes & vigoureuses, avec le visage rose, qui n'ont jamais été malades ; en un mot, qui se portent bien, pourquoi meurent-elles de cancer au sein ?

Le pourquoi, c'est parce que le cancer du sein conduit au tombeau plus ou moins promptement toutes celles qui en sont attaquées ; que c'est bien fait pour produire la peur & les inquiétudes à celles qui en ont le germe.

Parce que personne n'aime mourir d'une mort prématurée, & telle que celle-là ; que la peur & les inquiétudes changent le caractere, pervertissent les humeurs, & épaississent la lymphe par degré, au point

(1) J'ai vu mourir, il y a deux ans, un Prêtre de la paroisse Saint-Merry, qui avoit un cancer très-volumineux & ulcéré, & ce, par la fréquence des hémorrhagies.

J'ai été consulté, il y a un an, pour un autre homme de Bayeux, à qui on avoit fait l'opération deux fois ; l'ulcere étoit très-large, &c. &c. il est mort vraisemblablement.

de produire tous les accidens des cancers ulcérés.

Auroient-elles eu peur, si elles n'eussent pas trouvé dans un sein une dureté qui pût se convertir en cancer ? cette gaieté se seroit-elle éclipsée ? en un mot, auroient-elles filé des jours avec des douleurs intolérables, &c.? Non : je conclus donc que, si elles ne se fussent pas blessées, elles auroient vécu, & seroient mortes sans cancer dans ce local, parce que point de cause, point d'effet.

« Ce point de cause pourroit peut-être faire » inscrire en faux quelques Praticiens contre mon » opinion, parce qu'à l'âge où le tems critique » s'annonce, on voit plusieurs filles ou femmes avoir » des duretés dans le sein sans s'être blessées ; que » ces duretés se développent, croissent plus ou » moins promptement, & finissent par s'ulcérer, &c.

» Qu'il faut un vice cancéreux dans le sang (1) : » que la révolution sexuelle développe par conséquent une cause interne ; & que ne se servant que » de moyens externes, on ne guériroit que pour un » tems, parce que la cause ne seroit pas détruite ; » suivant l'axiôme : ôtez la cause, l'effet cesse ».

Rien de plus vrai que, dans le tems critique, on voit plusieurs filles & femmes avoir des duretés sans s'être blessées ;

Mais faut-il les attribuer à un vice cancéreux

(1) C'est là le dicton général, que, quand le cancer est dans le sang, on ne peut pas guérir.

dans le ſang? eſt-ce qu'à cette époque le ſexe n'éprouve pas différentes maladies, comme dartres, éréſipeles, pertes, rhumatiſmes & gouttes, qui reviennent pluſieurs fois dans chaque année, juſqu'à ce que ce terme critique ſoit paſſé? eſt-ce que ces maladies ne ſont pas ambulantes? ne les voit-on pas attaquer tantôt un endroit, tantôt l'autre? pourquoi ne ſe fixeroient-elles pas auſſi bien ſur le ſein?

Ces maladies ne ſont-elles pas accompagnées de douleurs plus ou moins vives, & autres ſymptômes qui occaſionnent la rougeur, comme les dartres & les éréſipelles?

Le rhumatiſme, dont l'effet principal eſt la douleur, ne difficiliſe-t-il pas les mouvemens des endroits où il eſt fixé?

Pourquoi ces douleurs ne feroient-elles rien ſur le ſein, qui eſt un des organes externes (1) les plus ſenſibles du ſexe? Ces douleurs ne dérangent-elles pas l'ordre de la circulation, & ne peuvent-elles pas produire un engorgement dans quelques-unes des glandes, & de ſuite la dureté?

Eſt-ce qu'on ne guérit pas les dartres, éréſipelles & rhumatiſmes avec des moyens appropriés, continués tant que dure le tems critique (2), ſans

(1) J'en ai vu tomber en ſyncope en touchant leur ſein, malgré toute la légereté que j'y mettois.

(2) Il y en a qui prennent des vulnéraires Suiſſes tous les jours, comme du thé, pendant un an.

pour cela qu'elles finiſſent par être cancéreuſes ? Pourquoi, en employant les mêmes moyens pour une dureté dans le ſein qui auroit été ôtée dans le commencement avec mon cauſtique, reviendroit-elle après ſa guériſon, quoique les regles fuſſent quelques années à ſe perdre en entier, & deviendroit-elle cancéreuſe ?

Qu'on demande à preſque toutes les femmes, ſi les autres incommodités qu'elles éprouvent pendant les trois ou quatre années que les regles ſont à ſe perdre entierement, ſi ces incommodités, dis-je, ne ſe guériſſent pas ſans en laiſſer de trace, en prenant des précautions ? Donc, point de cauſes internes, point d'effet.

Je reviens aux cauſes externes & aux effets ſubſéquens qui peuvent épaiſſir la lymphe, & qui n'auroient pas lieu, ſi les duretés étoient guéries dans le commencement.

Cauſes externes.

Malheureuſement elles ne ſont que trop fréquentes de nos jours (1); comme, par exemple, lorſque la main quitte en mettant un gant neuf, ou en paſſant une robe; en faiſant un lit, par un bouton d'habit, en ſe preſſant l'une contre l'autre, ou en folâtrant; en ſe heurtant contre une porte, ou contre une clef.

(1) Parce qu'il n'y a plus d'égide devant les ſeins.

Contre

Contre une perſonne en paſſant d'un appartement dans un autre, dans un eſcalier ; d'une rue dans une autre, coudoyée dans les rues, dans les promenades, dans le lit (1) ; preſſées dans les ſpectacles, dans les égliſes ; par la main d'un domeſtique en montant ou en deſcendant de voiture ; en ſe baiſſant ſur les montans d'un fauteuil, d'une chaiſe, d'une table ; par un corps dur qui tombe deſſus ce ſein, ou un coup de poing ; par un buſque, une piquûre d'épingle ou d'aiguille, par la tête d'un enfant qu'on tient ſur les bras.

Premiers effets.

Que produiſent ces contuſions ? n'eſt-ce pas, dès l'inſtant, une douleur ſi vive, que la plupart ſont au moment de ſe trouver mal ? Cette douleur, quoique diminuée de violence au bout de quelques heures, ne produit elle pas un certain gonflement, avec de la ſenſibilité, qui dure ordinairement deux ou trois jours ? Ne s'en trouve-t-il pas quelques-unes à qui le ſein devient bleuâtre ?

Malgré l'eau ſalée & autres petits remedes que les femmes font ordinairement dans ces cas, n'en réſulte-t-il pas une dureté groſſe comme une

(1) Tous les jours on entend dire que leur mari, en rêvant, leur a donné un coup de coude ou de main dans le ſein ; ſans rêver même, ne peut-on pas, en ſe retournant, bleſſer de même ?

lentille, occasionnée par le coup, qui a désorganisé une des glandules? Qu'y font-elles? rien, parce qu'elles ne ressentent plus de douleur, & qu'elles ne s'imaginent pas qu'il y soit restée aucune dureté; c'est ce qu'on peut dire, l'*étincelle sous la cendre*.

Tâtemens.

Il n'y a pas de villes, bourgs & villages où il n'y ait des femmes attaquées de cancer au sein.

En meurt-il une? toutes celles qui l'apprennent tâtent bien vîte ce même local pour savoir si elles n'y ont rien; combien qui y ont trouvé une petite dureté : de-là, la peur. *Eh ! peut-on en guérir ?* peut-on aussi leur en faire un crime? Non: on doit les plaindre au contraire.

Elles ne se contentent pas de toucher souvent cette dureté, pour savoir si elles ne se sont pas trompées sur la grosseur : les jours & les nuits le mouchoir est toujours détaché pour se tranquilliser : toujours même inquiétude (1).

Une connoissance, une amie (auxquelles elles ont confié leur position), viennent-elles les voir, elles n'ont rien de plus empressé (2) que d'ouvrir leurs mouchoirs pour faire palper ce sein : elles attendent avec une impatience que ces bonnes

(1) Parce que le mal y est toujours.

(2) Après les complimens ordinaires.

amies leur disent l'état de la dureté; elles finissent par leur assurer qu'elle est diminuée, le tout pour les consoler. Ces malades croient, malgré le contraire; mais qu'est-ce qu'on ne fait pas en pareil cas pour se tranquilliser? il semble qu'on diminue ses peines, en diminuant ce qui les occasionne (1).

Ces pressions réitérées (2) ne sont-elles pas autant de contusions nouvelles qui occasionnent de la douleur, & qui peuvent accélérer le développement de la dureté? Si un simple coup a créé une dureté, pourquoi des pressions qui ont la similitude d'effet, ne pourroient-elles pas les faire pulluler? Mesdames, ne vous êtes vous pas apperçues que les tâtemens renouveloient la douleur, & que la tumeur augmentoit ensuite? Il faudroit toujours dormir, ou avoir les mains liées, pour ne pas y toucher; ce qui n'est pas possible, quand on est inquiette (3).

La Peur.

Comme je viens de le dire, la peur procede du tâtement qui a découvert une dureté;

---

(1) Toutes les femmes en sont logées là.

(2) Souvent par des doigts fermes.

(3) J'en ai vu qui avoient tellement contracté l'habitude de toucher leur sein, qu'en causant pour autre chose, elles y portoient sans cesse leur main.

Beaucoup, comme je le répete aussi, auroient vécues sans aucune inquiétude, parce qu'elles ne se seroient pas imaginées avoir dans les seins quelques duretés : si elles sont timorées, n'est-ce pas avec raison, puisque le rien qu'elles ont trouvé peut les faire mourir ? Quelle perspective !

Cette peur ne les rend-elles pas toujours inquiettes, tristes ? ne cherchent-elles pas à être toujours solitaires pour se livrer à leurs inquiétudes, tenir leurs têtes sur leurs mains, gémir, sangloter, enfin pleurer ? Leurs maris & leurs enfans (si elles en ont) ne se ressentent-ils pas de ce chagrin ? Sont-elles en société, ne montrent-elles pas leur amabilité ordinaire, tandis que les douleurs & les élancemens leur font serrer les levres ? Quelle contrainte !

Celles qui s'en apperçoivent, ne manquent pas de leur dire : Mais Madame, ou Mademoiselle, vous avez sûrement quelques douleurs ? non, répondent-elles. On ne veut pas les forcer d'avouer, crainte d'augmenter l'amertume de leur ame.

Ne passent-elles pas les nuits sans presque dormir, toujours saisies d'effroi par l'image d'une mort prématurée, précédée d'un ensemble douloureux qu'elles seules peuvent rendre ? Cette existence n'est elle pas cruelle ?

Ces jours & ces nuits filés avec ces émotions, ces transitions de l'ame, sans presque de lacunes, ne ſont-elles pas faites pour déranger l'eſtomac le mieux conſtitué, faire faire des digeſtions laborieuſes, produire un mauvais chyle, pervertir tous les fluides; en un mot, les détériorer au point de porter un coup funeſte au phyſique le mieux organiſé ?

La maigreur, oui la maigreur, ne décele-t elle pas pluſieurs de ces femmes perſécutées par ces idées noires, malgré tous les efforts qu'elles font pour les cacher ? Peut-on être gaie quand on ſouffre, & quand on voit la mort s'approcher à pas précipité ? On a beau dire : Madame, ayez patience, ça ne ſera rien ; il y en a qui vivent long-tems avec ces maux-là. Tout cela ne fera aucun effet : guériſſez, guériſſez ce qui inquiette, ce ſera le meilleur avis.

Le Chagrin (1).

Le chagrin eſt encore une cauſe accidentelle qui décide bien promptement le skirrhe du ſein à devenir cancer, & très-ſouvent à créer d'autres duretés dans les glandes des aiſſelles; en un mot,

(1) J'entends par chagrin proprement dit, cette affection de l'ame plus forte que celle dont je viens de parler.

Un des caracteres du chagrin eſt d'occaſionner ſouvent des ſerremens de poitrine, qui ne ceſſent que quand les larmes coulent abondamment ; ce ſerrement eſt quelquefois ſi conſidérable, qu'on voit des femmes être obligées de ſe délacer, & dénouer les cordons des jupons.

à faire périr très-promptement les malades, quand elles ne peuvent en divertir l'aliment : c'est une électricité continuelle. Eh ! qui n'en a pas de chagrin ?

Je ne rapporterai pas tout ce qu'en ont écrit les Praticiens en général, & tout le mal qu'il fait à la santé. Je dirai ce que j'ai observé.

Tout le monde ne sait-il pas que le chagrin, occasionné sur-tout par une fortune qui s'en va au galop, ou qui s'éclipse subitement, ou par la mort d'un mari, d'un enfant chéri, d'un ami, ou enfin d'une mauvaise nouvelle, est au total une dose qui détruit les santés les plus vigoureuses ? Une superdose n'a-t elle pas fait périr, dans l'instant même, quelques-unes des personnes qui en ont été attaquées ? Que ne peut il faire sur une malade qui est dans le traitement du cancer ?

J'ai vu très-souvent quelqu'affection de l'ame qui ne ressemble pas au chagrin, comme, par exemple, des vivacités, des impatiences avec une femme-de-chambre, ou une garde-malade, ou une bonne, changer en vingt-quatre heures la supuration du blanc au brun, ou autres nuances ; que ne peut faire sur la supuration le chagrin plus ou moins violent ?

J'ai observé aussi que les petites plaies ne pouvoient se cicatriser que très-difficilement, quand les malades ne pouvoient pas se consoler, ou qu'elles pleuroient ſouvent : j'avois beau leur dire tout le mal que cela pouvoit leur faire, je ne réuſſiſſois pas toujours à les convaincre, parce que je ne pouvois pas guérir cette cauſe. Quel eſt le remede au chagrin ? l'inverſe ; &, comme on dit, ce ſont les malades qui ſont leurs médecins.

« Le ſexe, dit on, ſouffre plus patiemment & » plus long - tems que les hommes ».

Le chagrin ne les maigrit pas moins, comme je l'ai obſervé ; & malgré toute la philoſophie qu'on cherche à leur ſubſtituer, elles n'en ont pas moins la pente à s'y livrer autant de fois que l'occaſion ſe préſente. A la fin, on ne reconnoît plus celles qui avoient cet embonpoint & cette figure radieuſe ; toujours, par la même raiſon, le chagrin eſt - il éminemment préjudiciable quand elles ont des diſpoſitions aux cancers du ſein. Qu'il eſt aiſé de conſeiller !

Malgré cela, ne doit on pas chercher à adoucir les chagrins des ſouffrantes par des conſeils ? Il ſemble même que c'eſt de l'eſſence de tous les hommes, & que, quand on y parvient, on ſavoure avec plénitude le calme qu'éprouve la malade ; c'eſt un plaiſir pur, toujours nouveau, quoique toujours goûté ; les perſonnes en ſanté chagrinées & les malades ne trouvent - elles pas de la conſolation, quand elles peuvent conter leurs peines ou leurs douleurs ? Oui. C'eſt ſur le visage, ce miroir de l'ame, qu'on voit souvent les larmes finir la gêne & l'oppression. O vous, dont le cœur sensible marque chaque jour par quelques-uns de ces traits consolans, quelle joie n'éprouvez-vous pas !

« Ce tableau, dira-t-on, n'est pas toujours sans » restriction, quant au chagrin, puisque toutes » n'en ont pas ; qu'il y a des glandes dures depuis » la grosseur d'une noisette jusqu'à celle d'une forte » noix, qui durent des huit, dix, douze, quinze » ou vingt ans sans augmenter ni occasionner de » douleur, ni qui n'occasionnent pas la plus légere » inquiétude, pourquoi ne resteroient-elles pas la » vie entiere sans changer de caractere » ?

Je répondrai qu'à la vérité j'ai trouvé des personnes sans souci qui portoient de ces petites duretés depuis plusieurs années ; mais je soutiendrai que ces duretés ne peuvent pas rester ou long-tems ou toute la vie dans le même état, parce qu'il y a tant de choses dans la vie qui peuvent affecter désagréablement le moral, qu'un seul objet peut déterminer la dureté à changer de caractere en un instant, & à faire périr en un an, & quelquefois moins.

A plus forte raison, quand plusieurs choses défavorables se joignent ensemble. Eh ! doit-on se tranquilliser sur un peut-être ? est-on toujours bien portant & sans chagrin ?

Quelle eſt celle qui puiſſe ſe flatter, malgré ſa bonne ſanté, de ne pas en éprouver quelques nuances? le cours de nos jours eſt-il à l'abri des viciſſitudes humaines? Par cela même l'eſprit affecté par des chagrins, des inquiétudes plus ou moins vives, les paſſions de l'âme ne peuvent-elles rien ſur cette bonne conſtitution? Le tempérament dérangé ne peut-il pas, dans un tems, opérer promptement ſur l'une ce qu'il auroit fait ſur l'autre plus lentement; ces faits ne ſe trouvent-ils pas? S'ils ſe trouvent, pourquoi ne pas ſe rendre à l'évidence, & laiſſer là les peut être? On ſe flatte toujours; on s'en repent toujours.

Il y en a qui ſont ſi inſouciantes ſur les évenemens, malgré qu'elles entendent ſouvent dire celles qui meurent de cette maladie, qu'elles ſont ſourdes à tout ce qu'on peut leur rappeler: elles ſe portent bien, c'eſt tout dire; elles veulent s'amuſer, ſe divertir: elles palpent ſouvent la dureté, la font palper ſans ſonger à l'avenir; vient un tems enfin où elles ont des regrets. Tout eſt idéal quand on ne ſouffre pas.

« D'autres qui diſent encore: à quoi bon ſe » faire du mal, puiſqu'elles ne ſouffrent pas? » Elles ſe contentent d'y mettre ſeulement un » morceau d'écarlatte ou une peau de cigne; c'eſt » là la monnoie courante (1) ».

---

(1) De bon compte, que peuvent faire la peau de cygne

A la bonne heure si la chose ne devoit pas changer ; mais comme il y a à parier cent contre un pour le contraire, il faut donc cesser d'être aussi peu prévoyantes, & souffrir un peu de mal pour n'en pas avoir de cruel.

« N'y en a-t-il pas aussi qui soutiennent que ce » qui arrive à l'une n'arrive pas à l'autre (1) ».

Je leur ai répondu que non, quant à ce mal, parce que c'étoit plutôt ou plus tard ; mais que cela étoit certain, d'après mes observations nombreuses.

Eh ! les tempéramens & les caracteres sont-ils les mêmes? Une foule de circonstances pouvant modifier à l'infini toutes les maladies qui attaquent le physique & le moral, n'impliquent-elles pas absolument une contradiction aux dires de ces bonnes femmes ?

Une autre chose qui pourroit dessiller les yeux

& l'écarlate sur une dureté caractérisée ? Il faut le demander à celles qui s'en sont servies ; pour moi je les crois des amusettes, parce que ces deux moyens n'ont d'autres vertus réelles que celles d'augmenter la chaleur sur le local, & de l'y entretenir ; c'est souvent un expédient de de plus pour déterminer la dureté à changer de caractere, parce que le propre de la chaleur provoquée, est d'accélérer le mouvement des humeurs, &c. &c.

(1) C'est ordinairement le conseil des commeres ou des bonnes femmes, qui par cela qu'elles généralisent leurs procédés, ne doivent pas être crues.

ſur leur compte, ſeroit de publier tous les ans la liſte de celles qui ſeroient mortes de cette maladie, pour avoir ſubjuguées leurs malades, & leur avoir fait employer des médicamens ſans vertu, ou leurs malades de les avoir crues.

Une raiſon que donnent les perſonnes qui ne font pas attention aux ſuites du cancer, c'eſt de dire : « Qu'il y en a qui ont vécu long-tems » avec une dureté, & qui ſont mortes ſans » cancer ».

A quoi leur ſerviroit encore ces prétentions, puiſqu'elles ſont détruites par la vérité, que la dureté augmente & ne ſe détruit jamais ? Auſſi pendant tout le tems qu'elles ne penſent à rien, le mal va ſon train, & il arrive au *nec plus ultrà. Serò Medicina paratur* (1).

« Que plus on fait à ces duretés, plus on les » irrite ».

A la bonne heure avec des onguents, emplâtres, comme je le dirai ; mais point du tout, avec mon cauſtique.

« Qu'il faut vivre avec ſon ennemi ».

C'en eſt donc un ennemi ? Eh bien, pourquoi ne pas prendre des précautions pour s'en délivrer?

Plus d'ennemi de cette eſpece, plus de cancer,

---

(1) Je ne peux mieux faire pour confirmer mon opinion, que de renvoyer aux deux queſtions que j'ai mis au bas de la page de l'Avertiſſement.

& on jouit alors de la ſanté avec tous ſes agrémens ; tandis qu'au contraire, ſi vous le conſervez *cet ennemi*, il vous amuſera par des peut-être, ſe fortifiera, vous attaquera à force ouverte, & il remportera la victoire (1) ; mais il ſera trop tard, comme vous allez le voir. *Serò Medicina paratur.*

Si l'incrédulité, pour quelques-unes, comme je viens de le montrer, eſt l'effet ou de ſon opinion ou d'un conſeil donné ſans connoiſſance de cauſe, il s'en eſt trouvé auſſi pluſieurs qui ont eu peur d'une petite dureté, & qui ont cherché ſur-le-champ le moyen de la faire guérir.

Abſtraction faite de l'opération par l'inſtrument tranchant, pour laquelle elles ont répugné abſolument, elles ont donné dans d'autres médicamens auſſi peu efficaces, ordonnés par des commeres ou des moines (2). Comme ils en font une ſelle à tous chevaux, il n'eſt pas rare de les voir ne pas réuſſir long tems : ce qui fait perdre la confiance aux malades ; en allant ainſi de l'un à l'autre, on tombe de Caribde en Sylla.

Ceux dont ils ſe ſervent ordinairement, ſont les cataplaſmes de mie de pain avec le lait, avec

---

(1) Ne pourroit-on pas dire que c'eſt le chien qui mord ſans aboyer ?

(2) Il y a un Capucin, chauſſée d'Antin, qui ſe donne pour un Coryphée ; combien en trompe-t-il ?

l'eau de ſaturne ou avec l'urine, le ſon de froment & la chandelle, ou avec la farine de graine de lin, l'eau de Morelle ou le miel, les jaunes d'œuf & la farine ordinaire, ou des quatre réſolutives, ou la ciguë verte pilée, ou la carotte rappée, ou les onguents du bec, cannette & d'autres, qu'on dit avoir de famille, ou l'emplâtre de ciguë ; enfin tant d'autres dont l'énumération feroit auſſi inutile que faſtidieuſe.

Croiroit-on qu'il y a des panſeurs ou panſeuſes qui veulent faire croire, *malgré le contraire*, que la diminution d'une tumeur eſt le ſigne certain du commencement de la guériſon, ne ſoutiennent-ils pas leur dire, parce que les douleurs ſont auſſi diminuées ? Les malades ne croient - ils pas auſſi ?

Mais ce n'eſt rien moins que vrai, parce que ce mieux prôné n'eſt préciſément que la détention de la peau qui recouvre ladite dureté, & par conſéquent la diminution des douleurs ; la preuve de cela, c'eſt que les mêmes remedes qui ont opéré cette détention ne font plus rien quand ils ſont à la dureté ; donc la guériſon eſt impoſſible, ſoulager n'eſt pas guérir.

Si on les éconduit dans ce moment de ſoulagement, ils ne manquent pas de ſonner le tocſin, & de dire que, ſi on les eût laiſſé continuer, ils auroient guéri. Ils ſe mettent par-là à l'abri des reproches qu'on feroit en droit de leur faire ; c'eſt là le tant pis, tant mieux (1).

S'il y en a eu quelques-unes de guéries, ce n'étoit pas d'une dureté caractériſée, parce que, dans ce cas, tous les Anatomiſtes ſavent qu'il y a déſorganiſation, plus de poſſibilité de recevoir ni de tranſmettre ; or, cette dureté n'eſt donc plus qu'un corps iſolé, capable d'être agité par les différens mouvemens du ſein, & de contuſer à chaque moment les glandes voiſines, & de ſuite tout le ſein.

Faut-il un moyen de conviction à toutes ces pan-

(1) Madame la Baronne de Bétencourt, logée hôtel de Tours, rue du Paon, près celle des Cordeliers, vient d'être la dupe d'une femme de campagne qu'elle a logée, nourrie & ſoudoyée pendant deux mois, pour des cataplaſmes qu'elle appliquoit tous les jours ſur le ſein d'une demoiſelle de ſes amies qui étoit venue de Meth ; elle l'a renvoyé, parce qu'elle voyoit qu'elle ne guériſſoit pas, comme elle l'avoit promis. Je ne ſais pas quel remede elle fait à préſent ; je n'avois pas voulu entreprendre de la guérir, parce que le cancer étoit inattaquable par mon cauſtique.

Un Charlatan laiſſeroit-il échapper l'occaſion d'avoir de l'argent, quand elle ſe préſente auſſi ſouvent qu'à moi?

Je ne finirois pas de citer toutes les perſonnes qui ſe mêlent de vouloir guérir les cancers au ſein, ſi je ne me reſtreignois pas à n'écrire que ce qui peut détromper ; il y a autant de guériſſeurs pour ces maladies-là, comme pour les maux de dent?

ſeuſes? eh bien, qu'elles paroiſſent dans la chambre d'une malade à qui on viendra d'abattre un ſein volumineux, dur comme le marbre, ou bien ôté par mon cauſtique, elles verront, dis-je, ſi les glandes durcifiées qui compoſent la maſſe, peuvent être fondues par leurs prétendus diſſolvans; ſi elles continuent à ſoutenir que oui, alors, Praticiens & femmes, jugez-les.

Des Malades qui n'ont voulu rien faire ni aux duretés, ni aux ulceres, & qui ſont mortes avec.

Il s'y trouve des malades qui, par crainte, par pudeur ou par religion, n'ont jamais voulu rien faire aux duretés de leur ſein, & qui ſont mortes dans l'état le plus digne de pitié.

Par crainte : eh! pourquoi? eſt ce que ce mal eſt contagieux, deshonorant? peut-il cauſer des chagrins, des reproches, puiſqu'il eſt l'effet d'un accident qui peut arriver à tout le monde, & non celui d'une conduite ſuſpecte?

Par pudeur : n'y en a-t-il pas qui ont caché, avec le plus grand ſoin, tous les termes de ce cruel mal juſqu'à leur mort? n'eſt-ce pas à ce fatal moment où on a reconnu que le ſein étoit plus ou moins ulcéré, &c.?

Peut-on pouſſer une pareille réſolution juſqu'à en mourir victime, ſur-tout lorſqu'on eſt précieux ſur terre?

Par religion : il y en a dans le monde & dans les couvens ; s'il arrive qu'on s'apperçoive de leur état, malgré toutes leurs précautions, & qu'on parle de les faire traiter, elles répondent laconiquement que non, que c'eſt une croix que Dieu leur envoie, & qu'il faut qu'elles la portent. Elles vivent & meurent, auſſi comment ? je laiſſe le ſoin de juger ces conſciences à ceux qui en ont le droit : pour moi je crois qu'il y a aſſez d'autres occaſions de punir le moral, & par ſuite le phyſique, ſans y ajouter encore un mal réel comme le cancer au ſein.

Beaucoup de filles ou femmes qui ſauront que quelques-unes ont vécu long-tems avec un cancer au ſein, ſe ſerviront peut-être de ce prétexte-là pour ne rien faire, ou faire de ces remedes ordinaires : comme je l'ai dit au commencement, c'eſt un prétexte funeſte.

1°. Parce que ce qui arrive à l'une n'arrive pas à l'autre, il ne faut rien faire ; ô réſolution ! combien ne cauſe-tu pas de regrets ? Encore une fois puiſqu'aucunes ne peuvent ſe flatter de ne pas avoir d'ulcere, il ne faut donc pas ſe faſciner les yeux.

Le ſeul mot d'ulcere ne devroit-il pas faire frémir ? En effet, n'agmente-t-il pas tous les jours ou en largeur ou en profondeur, &c. ?

2°. Ne faut-il pas le panſer pluſieurs fois par jour ?

jour? l'odeur infecte qui s'en exhale sans cesse, n'est-elle pas rebutante? est-on toujours sûre de calmer les douleurs continuelles, vives & souvent intolérables qui l'accompagne avec des palliatifs stupéfians? Le changement de ces calmans n'est il pas inquiétant?

L'opium le plus décidé des calmans ne manque-t-il pas ses effets? la contrainte de rester chez soi ou par l'odeur ou pour changer souvent de compresses, à cause de l'abondance d'humeur claire qui en sort sans cesse, ne sont-ils pas encore des désagrémens amers?

N'y a-t-il pas toujours des hémorragies à redouter, puisqu'il en arrive de tems en tems qu'on a peine à arrêter? ne doivent-elles pas craindre une destruction de tout le sein, & même de tout le côté jusques derriere le dos, puisque cet accident est arrivé nombre de fois?

La carie des côtes n'est-elle pas encore un autre accident qui arrive souvent, & qui complette l'état malheureux d'une malade, & qui la conduit au tombeau avec des douleurs que les plus patientes ont peines à souffrir?

Ne s'y en est-il pas trouvé qui, sans la Religion, se seroient jetées par les fenêtres à chaque fois que l'accès des douleurs reprenoit avec violence? n'en a-t-on pas trouvé qui demandoient avec instance qu'on leur donnât de l'opium en forte dose, pour abréger une vie mille fois pire que la mort? Peut-on croire qu'en prêchant patience à ces malheureuses malades, on puisse adoucir leurs souffrances? Non, parce que ce sont des conseils usés à force de les donner, & qui souvent les impatientent davantage.

Cette existence précaire n'est-elle pas désolante, puisque tous les jours en sont autant qui perpétuent leur souffrance sans en connoître le terme? C'est précisément ce qui désole les malades.

Dans les paralysies, les hydropisies, on file ses jours sans souffrances; mais ici il n'y a pas de trêve. Les personnes qui n'ont pas vu de ces malades, ne peuvent se faire une idée des différentes alternatives de chagrin qu'elles éprouvent à chaque minute.

Voilà, ô femmes, un tableau véritable que le cœur le plus dur ne pourroit voir sans être ému; il est bien fait pour vous ouvrir les yeux.

Au moment où j'écris, il y en a encore dans plusieurs maisons de Paris, dans toutes les villes, bourgs & villages de l'Europe, c'est en allant les voir, chacune dans son endroit, qu'on peut s'en assurer; autrement, on y croit comme à des songes.

Il s'en trouvera peut-être plusieurs qui diront que j'exagere, afin de faire peur, & d'avoir des malades à traiter. Qu'on ne me croie pas, je le yeux ; mais auſſi qu'on ne reſte pas trop dans la ſécurité, & qu'on cherche au moins à acquérir la conviction, 1°. en s'informant ſi aucunes glandes durcies abſolument ont été guéries ; il n'y manque pas de femmes qui en ont de toutes les formes, & qui y font beaucoup de remedes.

2°. Auprès d'une malade au lit de la mort par rapport à un cancer au degré que je viens de le déſigner.

Oui, il faut y aller : vous la trouverez cette malade, dont je ne ſuis que le foible organe, ou dans un fauteuil, ou dans une bergere, ou au lit, & ne pas vous effrayer du viſage pâle & maigre, de ces yeux enfoncés ; le reſte du corps dans un pareil état de maigreur.

C'eſt à cette malade digne de pitié qu'il faut demander à voir ſon ſein : à peine ſerez-vous auprès d'elle, que vous ſentirez une odeur fétide & nauſéabonde capable de vous faire trouver mal ; mais tenez bon : vous verrez enſuite lever des quinze ou vingt compreſſes imbibées de ſéroſité jaunâtre, enſuite de la charpie, ou bien un cataplaſme quelconque.

Que vous verrez, dis je, un ulcere noirâtre, ou noire, large ſouvent comme le fond d'une aſſiette, ſous forme de champignon, ou de choux-fleur, ou bien rempli de différentes portions de chairs fougueuſes, de pluſieurs couleurs, avec des bords renversés, & des grosseurs comme des petites pommes de terre sur le reste du sein, ou les chairs en entier comme des cerises.

D'autres fois profond jusqu'aux côtes, avec des bords ronds, durs comme de la corne, ou bien encore tout le sein détruit jusqu'aux côtes, dévastant jusques dessous le bras & derriere le dos, ou enfin le sein plus ou moins volumineux, percé de plusieurs trous plus ou moins larges.

Vous l'entendrez se plaindre devant vous, & souvent crier jusqu'à verser des larmes, à cause des douleurs qu'elle souffre ; vous aurez peine sans doute à tenir à ce spectacle, mais allez jusqu'au bout.

Demandez-lui donc comment a commencé son mal ? Elle vous répondra que c'est par un rien : qu'elle a consulté tous les habiles gens de l'art, qu'elle n'a pas voulu les écouter, parce qu'ils avoient tous conseillé l'opération par l'instrument; que hors cela, elle avoit fait tous les autres remedes qu'on lui avoit conseillé de tous côtés, sans succès, & qu'elle étoit réduite à n'en trouver aucun & à mourir.

Vous l'entendrez ensuite compter ses doléances avec des sanglots & des pleurs, répétant tout le malheur qu'elle a de n'avoir pas trouvé un remede à son mal : ce spectacle sera fait, je le crois, pour émouvoir votre cœur plus que tout ce qu'on auroit pu vous dire, & vous fera verser des larmes, j'en suis sûr.

Ce tableau qui vous suivra par-tout, vous aura tant fait de peine, que vous ne pourrez vous empêcher d'employer le moyen certain pour ne pas tomber dans une pareille situation.

Chacun prêche pour son saint, dira-t-on ; mais pour moi j'en appelle aux preuves.

Les Dames diront aussi que je suis trop effrayant ; eh ! pourquoi ? est-ce qu'il ne vaut pas mieux dire tout de suite ce qu'il en est, puisque cela peut déterminer à se faire guérir, & que les malades ont de l'obligation, tandis qu'au contraire, en étant trop indulgent, les malades vous font des reproches, parce que vous les avez mis dans le cas de ne pas guérir ?

Une objection faite pour décider péremptoirement les conflits sur les oui & sur les non, c'est de consulter les deux questions mises au bas de la page de l'Avertissement.

MÉTHODE

Avec laquelle je guéris les duretés.

1°. *Mon Caustique.*

2°. *Liatralipcité, c'est-à-dire le frottement dans les mains avec un épythême.*

UNE fois bien convaincues de cette vérité, il ne faut donc plus se laisser séduire par des promesses insidieuses, pour d'autres moyens.

Les personnes qui, maintenant, ou par la suite, auront au sein ou un skirrhe, ou un cancer non ouvert, pourront, sans rien craindre, avoir recours à cette méthode.

Je ne m'occuperai maintenant que de leur démontrer que la perfection de l'art de guérir par ma méthode, ne consiste pas seulement dans la maniere d'appliquer mon caustique, mais encore :

1°. Dans celle de connoître le volume de la tumeur ;

2°. Sa dureté ;

3°. L'enfoncement dans la graiſſe ;

4°. Si elle eſt à fleur de peau ;

5°. Sa mobilité.

Cette connoiſſance eſt eſſentielle, afin de ne le laiſſer appliquer que le tems qu'il faut.

De connoître, à la chûte de l'eſcarrhe, s'il n'y reſte aucune racine ; ce qui eſt de la plus grande importance, puiſque de cette connoiſſance dépend la cure radicale.

Une grande expérience m'a montré que toutes les duretés de ce local ne ſe reſſemblent pas quant à la figure, ce qui néceſſite encore une maniere de l'appliquer, afin de ne pas toucher aux parties ſaines.

Par rapport au moral.

Tous les caracteres ſont-ils les mêmes (1) ? ne faut-il pas tâcher de les connoître, s'identifier avec elles, pour obtenir une facilité dans la guériſon ? Cette connoiſſance n'eſt-elle pas néceſſaire pour remédier à la qualité que les fluides auroient acquis pendant les inquiétudes ?

En effet, quand une malade a l'ame tranquille, la confiance continue, tout ſe paſſe paiſiblement dans le tempérament, & les remedes operent

---

(1) Les unes ſont très-vives, les autres tranquilles, &c.

toujours heureusement. Qu'est-ce qui lui donne ce calme? c'est quand elle voit qu'elle guérit ; & à coup sûr cela vaut mieux que de pérorer (1).

Qui que ce soit n'en connoît la composition : il ne contient aucune substance dangereuse, comme arsénic, ou sublimé corrosif, ni aucune autre préparation mercurielle ; ses effets le prouvent invinciblement, puisqu'il ne produit, sur le local où on l'applique, aucune inflammation ni gonflement, resteroit-il deux ou trois heures ; ce qui n'arrive au sublimé ni à l'arsénic.

Plusieurs célebres Médecins de Paris, notamment M. Fumée, l'ont suivi dans plusieurs applications : ils ont toujours observé ce que je viens d'en dire.

Il ne reste appliqué que quelques minutes sur une dureté grosse comme un pois à cautere, un quart-d'heure sur une grosse comme une noix-muscade ; dans ces deux cas, on ne l'applique qu'une seule fois ; le traitement ne dure qu'un mois ou six semaines tout au plus : il n'exige pas un régime sévere, ni le séjour de la chambre ;

---

(1) Mon caustique & mes épythêmes ont été imaginés & choisis dans les regnes végétal & animal ; ils ont été combinés au laboratoire Pharmaceuto-Chymique, perfectionnés au creuset, enfin sanctionnés aux lits des malades.

c'eſt ce me ſemble une guériſon prompte, sûre & agréable, *citò, tutò & jucundè.* J'offre le prouver dans tel endroit, & auſſi ſouvent qu'on le voudra.

Les Dames doivent donc maintenant ne plus héſiter, & elles ne connoîtront plus par la ſuite cette cruelle maladie.

L'effet de ce cauſtique, dès qu'il eſt appliqué, eſt d'occaſionner une chaleur avec des pointillemens de tems en tems.

Eſt-il ôté? la chaleur, la douleur & les pointillemens diminuent par degré, tellement qu'au bout d'une heure ou deux tout au plus, il n'y en a aucune.

Il n'arrive pas d'hémorragies, pas même à la chûte de l'eſcarrhe.

Dès le même jour, les malades peuvent ſe lever deux ou trois heures: le lendemain, elles ſe levent plus long-tems; elles continuent tous les jours depuis le matin juſqu'au ſoir, elles peuvent même ſe promener dans leur appartement.

La ſupuration eſt toujours abondante, ſur-tout quand la tumeur eſt volumineuſe: elle produit un effet ſalutaire, par une raiſon toute ſimple, qu'elle détruit les racines cancéreuſes qui auroient échappées au cauſtique.

Elle eſt auſſi très-avantageuſe pour ôter, de la maſſe du ſang & des humeurs, celles qui ont créé le cancer, qui l'ont alimenté.

En général, il faut très - peu de médicamens internes, & qui s'accommodent bien avec le goût des malades ; d'un autre côté, l'estomac ne se trouve pas affoibli par une quantité de drogues internes.

Liatralipcité.

L'épythême (1) qu'on emploie en frottement dans les mains, est encore une de mes prépara-

(1) Quelques - uns s'imaginent qu'il y a du mercure dans l'épythême que je fais appliquer dans les mains; & pour cela ils répugnent à s'en servir, parce qu'ils disent qu'ils n'ont pas la maladie anti - sociale ; ils endoctrinent tous ceux qui le veulent bien, ce qui peut être préjudiciable. Mais, est - ce qu'il n'y a que le mercure qu'on puisse faire entrer dans les humeurs par cette voie ? Le soufre, ou tous les autres végétaux réduits en alkool, c'est-à-dire en poudre impalpable, n'y entrent - ils pas facilement ?

L'or ou le cuivre ne blanchissent - ils pas étant frottés avec le mercure coulant, ou avec toutes les autres préparations mercurielles ?

N'est - ce pas une maniere convaincante pour savoir s'il y en a ? L'anneau d'or des personnes qui se sont servies de cet épythême pendant un certain tems, & qui n'a pas changé de couleur absolument, ne démontre-t-il pas qu'il n'y a point de mercure ? d'où je conclus que les personnes ne doivent avoir aucune répugnance à s'en servir, & qu'elles y sont intéressées, parce qu'il opere un bon effet sur la lymphe épaissie par les inquiétudes.

tions que qui que ce soit ne connoît ; il opere la fluidification de la lymphe & son adoucissement, de maniere que la guérison se complette.

Il est très-avantageux pour la santé, parce qu'il ne s'applique qu'à l'extérieur.

Régime de vivre.

Pendant les trois premiers jours qui suivent l'application du caustique, les malades ne prennent que du bouillon gras, & ce, pour éviter que l'idée de la peur qu'elles s'étoient faites quelques jours avant, & à l'instant de l'application (comme je l'ai dit, on ne peut guérir de la peur), n'occasionnât quelqu'insomnie.

Elles boivent aussi, dans ces trois jours, plusieurs verres de boisson délayante, comme tisanne simple, petit-lait, orgeat, sirop de groseille, de vinaigre ou autre.

Le quatrieme jour, elles mangent une soupe grasse à midi, le soir un peu de ris, ou tout autre farineux semblables : elles boivent dans l'intervalle quelques verres de bouillon gras, & même quantité de tisanne ou sirop.

Lorsque la suppuration est bien établie, elles mangent quelques légumes à midi ou le soir; des confitures à déjeûner & à goûter, quelquefois du poisson frit, œufs frais, des soupes au lait.

La guérison s'avance-t elle ? elles mangent de la

viande blanche à midi ; on termine le traitement par les laits de chevre, ou d'âneſſe, ou de vache.

Voilà en abrégé la maniere de conduire le traitement, que je fais changer ſuivant les circonſtances.

Pluſieurs perſonnes m'ont dit : « Qu'il ſe dé» bitoit dans le Public que mon cauſtique étoit » douloureux ».

Il l'eſt moins que tous ceux qui exiſtent, j'oſe l'aſſurer ; s'il l'étoit, comme on s'efforce de le faire croire, quelques unes l'auroient-elles souffert ſept quarts-d'heure ?

Impoſſibilité phyſique à mon Cauſtique de paſſer dans le ſang.

« Qu'il paſſoit dans le ſang, & qu'il laiſſoit » d'autres maladies ».

Pour le coup c'eſt un faux. Quel eſt ſon effet ? n'eſt-ce pas de cautériſer l'ouverture de tous les petits vaiſſeaux ? ne ſont-ils pas oblitérés, c'eſt-à-dire fermés ?

Dès-lors peut-il entrer dedans leur cavité aucun liquide ; c'eſt à-peu-près comme ſi on vouloit faire entrer de l'eau, ou tout autre choſe ſemblable, dans une bouteille bien bouchée.

Quand même il y paſſeroit, ce qui eſt impoſſible, ce ne pourroit être que ſous forme liquide,

& capable d'être charié dans les vaisseaux, qu'arriveroit-il alors? c'est qu'il cautériseroit l'intérieur de leur parois, & exposeroit aux plus funestes catastrophes, & finiroit par faire mourir.

Aucune de mes malades n'en seroient pas revenues: qu'on les voient, elles se portent bien. Cette supposition tombe donc de plein droit?

« Que le traitement étoit long ».

Pas toujours, puisque je viens d'en guérir deux en deux mois; & le traitement ne sera jamais plus long, toutes les fois que les tumeurs ne seront pas plus grosses qu'un œuf de poule; mais lorsqu'elles le seront davantage, comme de douze ou seize pouces de circonférence à la base, il faudra toujours trois mois; au moyen de mon avis, j'espere que ce sera une loi pour toujours.

« Que le régime étoit sévere ».

Je ne vois pas en quoi.

Au bout de trois jours de l'application du caustique, les malades ne mangent elles pas une soupe grasse à dîner, & le soir un potage au ris, ou tout autre farineux semblable? ne prennent-elles pas du bouillon succulent dans l'intervalle?

A mesure que la guérison s'avance, ne mangent-elles pas légumes, œufs frais, poisson frit, confitures, chocolat?

Appelle t on cette maniere de vivre un régime sévere? ne faut-il pas diminuer les nourritures, puiſque les malades ne font plus le même exercice ? ne le faut-il pas auſſi pour ne pas donner lieu à une ſuppuration abondante, qui retarde toujours la guériſon ? D'ailleurs, la guériſon certaine de cette cruelle maladie, n'eſt-elle pas préférable à tout ce qu'on peut objecter ? ne faut-il pas faire des ſacrifices pour obtenir la ſanté ? O ſanté ! oui, ô ſanté ! ſans toi, point de jouiſſance dans la vie !

NOMS DES VILLES où j'ai été consulté pour plusieurs malades dans chacune, & que je n'ai pas voulu entreprendre, parce que les cancers étoient inattaquables par mon Caustique.

SAINT-AMAND, en Berry.
Abbeville.
Aincourt, en Vexin François.
Amiens.
Angoulême.
Angers.
Avignon.
Argenton, en basse Normandie.
Beaune.
Blanc, en Berry.
Besançon.
Bordeaux.
Blois.
Béthencourt.
Bruc, près Derval, en Bretagne.
Bergerac, en Périgord.
Bonnetable, en Maine.
Bourges, en Berry.
Briis-sous-Forge, près Limour, en Beauce.
Bouxviler, en Alsace.
Château de la Bourbancaye, près Rennes.

Château du Tertre, près Falaise.
Château de St-Melon, près Pontoise.
Château-Gonthier.
Chevreuse.
La Chaussée, près Loudun.
Chaumont, en Bassigny.
Saint-Chaumont, en Lyonnois.
Caen, en basse Normandie.
Dijon, en Bourgogne.
Dieppe.
Saint-Dié, en Lorraine.
Demigny, près Beaune, en Bourgogne.
Esme, près Nonau.
Saint-Etienne, en Forez.
Epernay, en Champagne.
Fontevrault, en Tourraine.
Fougeres, en Bretagne.
Frevent, en Artois.
Groslai.
Grenade-sur-Garonne.
Saint-Germain-en-Laye.
Gaillon, en Normandie.
Gannat, en Bourbonnois.
Hâvre-de Grace.
Jennelar, près Charolle.
Londres.
Lyon.
Lascolle-sur-Garonne.

Lille

Lille, en Flandre.

Lourdoue, près la Châtre, en Berry.

L'Orient.

Marſeille.

Mortagne, au Perche.

Mans.

Saint-Maure, en Touraine.

Macon, en Bourgogne.

Meziere, en Champagne.

Moiſſac, en Quercy.

Meth.

Mont-Saint-Jean, en Bourgogne.

Saint-Malo.

Melun.

A la Meauſe, près Saint-Lo, en baſſe Normandie.

Mayenne, en bas Maine.

Mouthier-Saint-Jean, en Bourgogne.

Saint-Maixent, en Poitou.

Noyon.

Naple, en Sicile.

Nantes.

Niort, en Poitou.

Saint-Ouen des Toits.

Orli, près Paris.

Paris.

Saint-Pierre Dumont, en Béarn.

Pizé, près Rennes.

Paimpol, en Bretagne.
Pont-Sainte-Maxence.
Saint-Pierre de la Châtre, en Berry.
Péronne.
Quimper, en Bretagne.
Saint-Quentin, en Picardie.
Rouanne, en Forez.
Rennes.
Rouen.
Reims.
Rochefort.
Soiſſons.
Saintes, en Saintonge.
Semur en Auxois.
Taranne, en Provence.
Thorigny, en baſſe Normandie.
Troies, en Champagne.
Tours.
Tréguier, en baſſe Bretagne.
Tiſſange.
Vernon, en Normandie.
Verdun.
Verſailles.

Certificat de M. BONTEMPS.

JE soussigné, certifie que le vingt-deuxieme du mois dernier, j'ai requis M. Dorez, Chirurgien, rue & île Saint-Louis, N° 105, pour examiner le sein gauche de mon épouse; que, dès l'instant qu'il l'a vue, il a déclaré ne pouvoir employer sa méthode pour la guérison des cancers, parce que ce sein avoit plusieurs éminences du côté de l'aisselle; qu'elles étoient très-dures & adhérentes; qu'en outre il étoit si volumineux, que, mesuré avec une bande de papier, il avoit vingt-deux pouces & demi de circonférence à sa base; le gonflement s'étendoit encore jusqu'au-dessus de la clavicule, ajoutez encore que la chaleur considérable, les élancemens & les douleurs aiguës & continuelles agravoient le tout, & lui avoit ôté le sommeil depuis trois mois; qu'en conséquence, le sieur Dorez a promis ne pouvoir que la soulager, c'est à quoi la malade, M. son mari & sa famille ont consenti.

On a donc appliqué sur ce sein cancéreux des cataplasmes de la composition de M. Dorez, qui, en trois jours, ont adouci les symptômes & diminué la tension d'un pouce & demi; depuis cette époque, jusqu'au six du courant, le flux sexuel ayant paru pendant quatre jours, les symptômes ont varié le foyer des élancemens de la douleur. Etant toujours aux éminences adhérentes, il y a fait appliquer un épythême & le cataplasme sur le reste du sein, ce qui a ralenti la violence sans ôter la continuation.

Résumé.

Le dix du courant, le sieur Dorez voyant que les choses étoient toujours dans un état à ne pouvoir se servir de sa méthode anti-cancéreuse, que le sein étoit ouvert naturellement au mamelon, qu'il s'ouvroit d'un moment à l'autre dans la partie inférieure, qu'il pouvoit encore s'ouvrir dans sa totalité, il a persisté dans ses moyens de soulager seulement. Délivré pour servir & valoir; Paris, ce 12 Avril 1788.

BONTEMPS, *rue Bourg-l'Abbé.*

Lettre de M. MANGOURIT, ancien Magistrat.

MONSIEUR,

La position malheureuse de *Julie Gaudichon*, anciennement Femme de chambre de ma femme, excitera certainement votre bienfaisance & votre compaſſion. Les gens de l'art, les plus célebres de Paris, l'ont jugée inguériſſable du mal de ſein qu'elle éprouve ; je ne les ai vu, Monſieur, que depuis qu'un Médecin auſſi habile que vous, l'avoit trouvée ſans eſpoir de cure. La lettre que vous m'avez fait l'honneur de m'écrire avant hier, a été lue par *Julie*; & comme ſon moral & ſes nerfs ſont très-affectés, vous jugez de l'impreſſion que les mots *mort prématurée* ont fait ſur cette pauvre fille. Je vous prie, Monſieur, au nom de l'humanité & de la religion, de réparer un mal que vous avez fait involontairement : mettez le calme dans ſes ſens ; & ſans la tromper ſur l'impoſſibilité de l'extraction du cancer, donnez-lui quelques eſpérances qui ſe trouvent d'accord avec votre bienfaiſance & la vérité que vous pratiquez. J'ai donc l'honneur de vous propoſer, Monſieur, d'employer toute votre bonne volonté & votre habileté à prolonger les jours d'une fille vertueuſe qui a toujours rempli ſes devoirs avec la plus exacte honnêteté & la probité la plus délicate. Il ne pourra vous être reproché, en l'entreprenant, de n'avoir pu la guérir ; ceux qui oſeroient vous intenter cette ridicule accuſation, rougiroient de honte en liſant ma lettre, & n'auroient d'autre reſſource, pour ſe ſauver du mépris qu'inſpire une baſſe rivalité, que de reconnoître que vous avez été digne de la ſuperbe profeſſion que vous honorez, en prolongeant des jours que vous ne pouviez sauver.

Je suis, avec respect & admiration,

MONSIEUR,

Votre très-humble & très obéissant Serviteur,

MANGOURIT, *ancien Magistrat, rue & passage des Petits-Peres, hôtel des Etats-Généraux.*

Paris, ce 31 Décembre 1789.

P. S. Si les nerfs, qui tourmentent aujourd'hui *Julie*, lui permettent de sortir demain, elle se propose d'avoir l'honneur de vous voir à votre audience.

AVIS.

POUR fixer l'attention du ministere public, qui veille sur tout ce qui peut intéresser l'humanité souffrante & malheureuse, je n'ai qu'à présenter ici le détail certifié des faits qui ont précédé & accompagné la guérison de ma mere.

Madame la Marquise de Kersaint, âgée de soixante-sept ans, attaquée d'un cancer au sein gauche, ayant la presque totalité des glandes de ce sein désorganisées, un Médecin célebre de cette

Capitale fut consulté dans le mois de Juin de l'année derniere ; d'après l'exposé du mal, l'âge de la malade & les progrès de la maladie, il répondit : *qu'en employant les remedes intérieurs , il y auroit plus à perdre d'un côté qu'à gagner de l'autre, & il indiqua pour palliatifs , le cautere au bras gauche, une feuille de lierre sur le bout du sein, qui étoit entierement rentré, & l'enveloppe de peau de cygne.* Voilà les seuls secours offerts par un des plus habiles Médecins de cette ville, aux vœux d'une famille désolée. L'usage de ces palliatifs n'ayant point suspendu le cours du mal, dont les progrès effrayans redoublerent nos alarmes, un Chirurgien de la Marine, très-instruit, m'adressa, en Janvier, un détail exact de l'état de la maladie, & sur lequel je consultai de nouveau, à Paris, le Médecin déjà cité ; il eut la bonté de me répondre, & la franchise de ne me pas tromper ; & j'appris que je cherchois en vain des remedes : on me dit que les calmans *devoient être employés avec ménagement, mais qu'ils étoient une ressource contre la douleur lorsque l'art n'en avoit plus contre la maladie* ; dissipant ainsi mes dernieres espérances.

Une nombreuse famille unie dans le même sentiment partageoit ma peine, & c'est dans cette situation d'esprit & de cœur que le Journal de Paris, du 19 Décembre 1788, N° 354, nous parvint, & que nous y lûmes le récit de la guérison de Madame la Marquise de Saint-Souplet, par le moyen d'un caustique & d'une méthode particuliere d'en faire usage, inventée par le sieur Dorez. Nos espérances se ranimerent à la fois à cette lecture, & de tous les lieux où nous habitions, nous agîmes séparément pour nous assurer des faits; nos enquêtes furent heureuses. Madame la Marquise de Saint-Souplet eut la bonté d'y répondre dans le plus grand détail; sa guérison étoit notoire; deux grands Médecins l'avoient attestée, ainsi que celle d'une Religieuse du couvent des filles Sainte-Marie, (MM. Cosnier & Geoffroy). Nous nous communiquâmes enfin le résultat de nos recherches, & nous décidâmes d'en faire part à ma mere; nous eûmes le bonheur de la voir partager nos esperances par une courageuse détermination qui ne s'est pas démentie un seul moment depuis. Elle consentit à quitter sa maison de Brest pour venir chercher ici des souffrances certaines, & une guérison qui n'avoit encore que peu de cautions; mais le mal étoit pressant. Le 2 de Mars, ma mere se mit entre les mains de M. Dorez; le 11 Juin, il l'a rendue à notre amour, dans l'état de santé le plus heureux, & radicalement guérie de son cancer. Les détails de cette belle cure ont été suivis par M. Bruslé, Médecin du Roi au port de Brest. J'ai été témoin plusieur fois de son étonnement & de son admiration. Il en rendra compte en observateur habile & impartial, & en esprit éclairé & philosophe (1). Pour moi, j'ai vu le mal, j'ai suivi la maladie, & je certifie la guérison. Un de mes beaux-freres, deux de mes sœurs, leurs filles, en certifieront de même. Notre bonheur, notre reconnoissance nous imposent la loi de faire connoître au Public, aux femmes sur-tout, un homme si précieux pour elles, & dont l'extrême simplicité, le dévouement & le caractere désintéressé méritent singulierement le secours d'une main protectrice, & tous les encouragemens dus au zele, au talent & aux découvertes utiles.

Après avoir lu le présent avis & le certificat ci-joint à Madame la Marquise de Kersaint & aux personnes sus-dénommées, tous l'ont signé pour lui donner l'authenticité & la force due à la vérité la plus exacte. A Paris, le 18 Août 1789. *Le Vicomte de Lalandelle; Kersaint de Lalandelle; Kersaint de Bracquemont; Alexandrine de Lalandelle*, Chanoinesse de Poulangy; *le Comte de Coëtnempren de Kersaint; Eust. de Kersaint de Lalandelle*, Chanoinesse de Poulangy.

Je soussigné, Médecin de la Marine au port de Brest, actuellement à Paris, certifie que M. Dorez,

---

(1) Voyez l'attestation de M. Brussé.

Maître en Chirurgie, rue & île St Louis, N° 105, près le Pont rouge, a guéri, ſous mes yeux, un cancer occulte, du volume d'une groſſe orange, au ſein de Madame la Marquiſe de Kerſaint, âgée de ſoixante-ſept ans, par le moyen d'un cauſtique de ſa compoſition, dont l'action, quoique très-prompte, n'a occaſionné ni gonflement, ni inflammation, ni hémorragie, ni même de fievre. Cette méthode, qui a déjà fixé l'attention de MM. Geoffroy, Coſnier, &c. &c. réunit les plus grands avantages ; elle me paroît préférable à l'inſtrument tranchant & aux autres moyens employés juſqu'à ce jour pour combattre cette cruelle maladie. A Paris, le 12 Août 1789.

Signé BRUSLÉ.

Lettre aux Auteurs du Journal de Paris.

Paris, le 11 Décembre 1789.

MESSIEURS,

Depuis douze ans j'avois une glande au ſein, qui, en peu d'années, fit des progrès ſenſibles & me cauſoit des douleurs exceſſives ; elle devint ſi conſidérable, que tous les remedes intérieurs & les topiques n'eurent plus aucun effet. Non-ſeulement la glande augmenta beaucoup & devint dure comme du marbre, & du volume d'un gros citron, mais il se forma sur le haut une tumeur grosse comme une noix, enflammée & ouverte, qui devint si sensible, que je ne pouvois plus supporter le linge dessus.

Dans cet état de souffrances continuelles le jour & la nuit, ayant une fievre qui ne me quittoit pas depuis deux ans, je ne me flattois pas de guérir, & je faisois à Dieu tous les jours le sacrifice de ma vie, envisageant la mort avec moins de frayeur que l'opération du cancer par les instrumens.

Mon mari & mes enfans, vivement alarmés sur la triste situation où ils me voyoient, me parloient depuis un an d'un M. Dorez, Chirurgien, lequel avoit guéri une demoiselle Germain, & qui avoit entrepris depuis plusieurs guérisons avec succès. M. Cosnier, mon Médecin, m'avoit toujours donné ses soins. Connoissant ma répugnance invincible pour l'opération & le danger de mon état, il eut l'honnêteté, par attachement pour moi, de se déranger de ses occupations nombreuses pour suivre, avec plusieurs de ses Confreres, le traitement des malades de M. Dorez : il en fut si satisfait, qu'il fut persuadé qu'il me guériroit comme les autres par sa méthode; mais, par prudence, il ne voulut jamais prendre l'affirmatif pour me la conseiller, disant qu'il se contentoit de m'instruire de tout ce qu'il avoit vu,

& que c'étoit à moi à me décider, ſans beaucoup tarder, parce que mon mal avoit fait un progrès ſi rapide, qu'il étoit à craindre qu'il ne devînt bientôt adhérent.

Dans une circonſtance auſſi critique, ſenſible, comme je devois l'être, aux tendres ſollicitations de mes enfans qui enviſageoient ma fin prochaine avec une douleur profonde, j'allai viſiter moi-même les malades guéris par M. Dorez, & celles qui étoient encore dans ſes mains : je fus ſi contente de leur état, que je pris la réſolution de me rendre aux inſtances de ma famille, & je me mis dans les mains de M. Dorez. Je ſuis la huitieme perſonne qu'il a guérie depuis trois ans qu'il demeure à Paris ; il a le plus grand ſoin de ſes malades, & n'épargne ni ſes peines, ni ſes pas pour les ſoulager.

J'ajouterai (toujours pour le bien de l'humanité ſouffrante), que la douleur que les malades éprouvent pendant le cours du traitement ne peut pas ſe comparer avec celles que j'ai éprouvées avant ; & je ne puis trop inviter les perſonnes qui ont des glandes engorgées dans les ſeins, de ſe faire traiter le plutôt poſſible par ſa méthode, pour éviter les cruelles ſouffrances qui les attendent ; car mon expérience m'a appris que ſouvent, lorſque l'on s'y prend trop tard, il n'eſt plus poſſible d'employer le traitement.

J'écris tous ces détails pour les malheureuſes femmes qui ſont dans la triſte poſition où j'étois, & pour les enfans qui, comme les miens, mettent leur bonheur dans la vie de leurs pere & mere, afin de leur faire connoître une reſſource au plus cruel mal.

Signé DE MONFLAMBERT DE ST-SOUPLET.

Déclaration de Mademoiſelle ABRAHAM.

Il y a environ ſeize ans que, paſſant d'une chambre dans une autre, me frappai le ſein contre une clef; la douleur que je reſſentis fut ſi vive, que je manquai de me trouver mal.

Comme chacun a ſon remede pour le ſein comme pour les autres maux, on m'en conſeilla beaucoup; je m'en ſuis tenue à l'eau avec du ſel: au bout de deux jours, il n'étoit plus queſtion de douleurs, ni d'aucune marque à mon ſein; en conſéquence, j'ai ceſſé l'eau ſalée, & je n'ai plus eu d'inquiétude.

Treize ans ſe ſont paſſés ſans que j'aie eu la moindre apparence de mal: il y en a trois à-peu-près, qu'en touchant mon ſein, j'y ai trouvé une dureté groſſe comme une noix; comme elle ne me faiſoit pas ſouffrir, je m'en ſuis peu occupée; me portant bien d'ailleurs, je n'ai voulu prendre aucun remede de précaution pour la détruire.

Avec ce raiſonnement, le mal augmente, c'eſt ce qui m'eſt arrivé; mais comme je ſentois peu de douleurs, je n'y penſois pas; la tumeur fit un tel progrès en deux ans, qu'elle devint du volume de ſeize pouces de tour à la baſe, & de cinq pouces & demi de longueur depuis la baſe juſqu'au bout: c'étoit comme une maſſe pendue à mon côté, qui ne me faiſoit point ſouffrir quand je la remuois; je buvois, je mangeois à mon ordinaire, travaillois de même; en un mot, je me portois comme ſi je n'avois rien eu.

Comme par mon état je vois beaucoup de monde, j'entendois ſouvent dire qu'un grand nombre de perſonnes mouroient du cancer au ſein, après avoir ſouffert des douleurs incroyables pendant des années. Je n'avois garde de dire que j'en avois un; mais de tems en tems je penſois aux ſuites que pouvoit avoir ma ſituation.

Je ſuis d'un caractere décidé & réſolu; mais la peur me prit, parce que perſonne n'aime à mourir, ſur-tout d'une maladie qui eſt longue, & qui laiſſe à une malade toute la connoiſſance de ſon état.

Je réſolus cependant de voir d'habiles Chirurgiens: tous me dirent qu'il n'y avoit pas de danger, mais pas un moment à perdre; qu'il n'y avoit que l'opération par les inſtrumens qui pût me me guérir; j'ai répondu à tous ces Meſſieurs que j'aimois mieux mourir.

Il y avoit plus d'un an qu'on m'avoit parlé de M. Dorez, qui guérissoit les cancers par un caustique; plusieurs personnes de mes connoissances me conseilloient de le voir, & sur-tout celles qu'il avoit guéries, parce que c'est toujours la meilleure preuve, & ce qui encourage le plus. En effet, pauvre ou riche, on n'aime pas à se faire traiter par des Chirurgiens dont les guérisons ne sont pas encore connues; & on n'épargne aucunes démarches pour connoître la vérité.

De toutes les personnes qui ont été guéries par M. Dorez, je n'en ai été voir que quatre.

1°. Madame la Marquise de Saint-Souplet, qui eut la bonté de me parler avantageusement de M. Dorez, & de la maniere dont il fait usage de son caustique; sa guérison m'inspira déjà beaucoup de confiance.

2°. Mademoiselle Germain, rue Copeau, en face de celle de la Clef, près la Pitié, guérie depuis trois ans d'un cancer du volume d'un gros citron; son embonpoint me mit dans l'admiration.

3°. Madame Desmarieres, Marchande Epiciere, rue Saint-Antoine, près le Boulevard, guérie depuis près de deux ans d'un cancer de la largeur de douze pouces sur quatre de hauteur, se portant aussi très-bien.

4°. Enfin Madame Houllier, Marchande Epiciere, rue Saint-Antoine, en face de celle des

Ballets, guérie depuis près de deux ans d'un cancer, dont le volume étoit de ſeize pouces de large ſur cinq de long, étant comme une maſſe pendue à ſon côté ; cette forme étoit pour le tout comme la mienne : ce fut cette guériſon qui acheva de me convaincre, & me détermina entierement à me ſoumettre au traitement de M. Dorez. La ſanté dont jouit Madame Houllier eſt réellement capable d'encourager les plus peureuſes.

Dès le lendemain de mes recherches, je fus trouver M. Dorez, qui, d'après l'examen qu'il fit de mon ſein, m'aſſura qu'il me guériroit. Il a tenu ſa promeſſe ; en quatre mois ma tumeur a été entierement détruite par degrés, & deux mois après la cicatrice a été faite complettement ; elle eſt très-unie, ſans aucune dureté dans tout le ſein. Ma ſanté eſt très-bonne ; on n'imagineroit jamais que j'aie été malade.

Je ne veux pas laiſſer ignorer au Public que M. Dorez m'a guérie gratuitement, & qu'il m'a prodigué ſes ſoins pendant tous le tems du traitement ; je lui ai des obligations ſi étendues, que je ne mettrois point de bornes aux éloges qu'il mérite ; mais il veut bien ſe contenter de la reconnoiſſance dont je ſuis pénétrée ; elle ne finira qu'avec moi.

Comme il y a beaucoup de perſonnes de mon ſexe (mariées ou non) qui ont des cancers au

ſein,

fein, & qui aiment mieux garder leur mal que de ſubir l'opération par les inſtrumens, je vous prie inſtamment, Meſſieurs, de vouloir bien inſérer ma guériſon dans votre prochain Numéro, afin de les mettre à même de connoître une méthode qui les délivrera d'un mal qui les conduiroit infailliblement à la mort. Quel droit n'aurez-vous pas à leur reconnoiſſance !

Je les invite ſur-tout à ne pas attendre ſi long tems que moi, parce que moins la tumeur eſt groſſe, & plutôt la guériſon eſt faite.

Signé ABRAHAM, *Maitreſſe Couturiere, maiſon de Madame* Aubert, *rue des Marmouzets, en la Cité*, N° 16.

Autres Guériſons faites, ſans celles qui ſont en train, avec une application de Cauſtique.

A PARIS.

La ſœur Reine Julie, au Couvent des Dames de Sainte-Marie, rue Saint-Antoine, âgée de trente cinq à trente ſix ans ; le cancer non ulcéré de la largeur de douze pouces, datant de vingt ans, & par un coup, guérie depuis le mois d'Octobre 1788.

Madame Legendre, chez M. Dampierre, Secrétaire du Roi, rue Geoffroy-Laſnier, maintenant rue des Vieilles-Audriettes, âgée de trente-ſix à quarante ans, le cancer large à-peu-près comme une ſoucoupe à café, épais de deux pouces au moins; plus, une glande très-dure groſſe comme une noix-muſcade, à un pouce de diſtance de l'aiſſelle, la tumeur du ſein créée par un coup, guérie depuis le mois de Juillet 1788.

Madame Verdin, cul de-ſac Saint Faron, rue de la Tixeranderie, âgée de vingt-quatre ans, le cancer ſéparé en deux tumeurs très-dures, l'une & l'autre groſſes comme une moyenne pomme de reinette, provenant d'un coup, guérie depuis le mois de Juin 1789.

Mademoiſelle Ducrey, femme-de chambre de Madame la Comteſſe Amélie de Boufflers, âgée de vingt-ſix à trente ans, le cancer large comme un écu de ſix livres, & épais de plus d'un pouce, provenant d'un coup, guérie depuis le mois de Juillet 1789, en deux mois.

Madame Boucher, maiſon de M. Selles, Marchand Epicier en gros, rue Saint-Martin, près celle Aubry-le-Boucher, âgée de ſoixante ans ou plus, le cancer gros comme un œuf de poule, par un coup, commencé le 23 Juin 1790, & guérie le 20 Août ſuivant.

EN PROVINCE.

Madame Barré, de Méziere en Champagne,

âgée de quarante-ſix à cinquante ans, le cancer comme le poing, par un coup, guérie depuis le mois de Juillet 1789.

Mademoiſelle Patiot, de Meth, âgée de trente-cinq à quarante ans, le cancer de la largeur d'une ſoucoupe à café, & épais de deux pouces au moins, par un coup, guérie au mois de Juillet 1789.

Madame Lamotte, Fabricante de Rubans à Saint-Etienne en Forez, âgée de ſoixante ans, le cancer du volume d'un citron, par un coup, guérie au mois de Septembre 1789, en deux mois.

Cancers ulcérés que je n'ai pas voulu entreprendre, parce que la guériſon étoit impoſſible par ma méthode.

Paris.

La Cuiſiniere de M. Briard pere, ex-Parfumeur, rue des Foſſés Saint-Victor, âgée de trente à trente-ſix ans, le cancer gros comme le plus gros melon, provenant d'un coup en faiſant un lit, ulcéré de moitié au moins, rempli de chairs fougueuſes noirâtres, le reſte parſemé de tubercules comme des petites pommes de terre; l'humeur qui en ſortoit étoit très-abondante.

Madame Davouſt, quai d'Anjou, île St-Louis,

âgée de plus de soixante ans, le cancer peu volumineux, datant de dix-huit mois, ulcéré en travers de la longueur de six pouces au moins, profond, les bords durs, renversés ; le fond en étoit noirâtre : l'humeur qui en sortoit étoit séreuse, assez abondante, d'une fétidité à n'y pas tenir ; les douleurs étoient continuelles, avec des exacerbations fréquentes dans chaque vingt quatre heures. Soulagée sur le champ.

Mademoiselle Faugere, rue Saint-Louis en l'île, âgée de trente-six à quarante ans, le sein détruit par un ulcere ; l'humeur étoit séreuse, abondante, & d'une mauvaise odeur ; le bras étoit enflé extraordinairement depuis l'épaule jusqu'au bout des doigts ; les douleurs étoient si violentes, qu'elle ne pouvoit se remuer ; il y avoit six mois qu'elle n'avoit pu se mettre dans son lit, ni n'avoit dormi. Soulagée sur-le-champ.

Madame Bellepeaume, rue Saint Sauveur, âgée de quarante ans, plus ou moins. Son sein étoit peu volumineux quand je l'ai vu : il étoit très-dur, s'étendant du côté de l'aisselle, percé dans plusieurs endroits adhérens ; les douleurs rendoient sa situation très-désagréable : elle n'a pas voulu essayer de mon épythême, quoique je lui eusse été envoyé par M. Philip, ex-Doyen de la Faculté de Médecine de Paris.

Ce cancer avoit commencé par une petite glande,

qu'elle n'avoit pas voulu faire extirper par l'inſtrument tranchant.

Madame Bontems, Fabricante de Gaze, rue Bourg l'Abbé. Elle étoit âgée de trente-cinq à quarante ans, d'un phyſique le mieux organiſé; ſon ſein étoit de vingt-quatre pouces de circonférence à la baſe, ſur ſix de long; il étoit adhérent, ulcéré. Soulagée pendant quinze jours; après quoi, voyant que je n'appliquois pas mon cauſtique pour la guérir, elle ſe chagrina: je la laiſſai, parce que je l'aurois trompé en continuant des palliatifs, & qu'ils auroient ceſſé de bien ſoulager par l'inquiétude continuelle.

Madame Charles, rue Beaubourg, N° 43. Elle étoit âgée de trente cinq à quarante ans; ſon ſein étoit ulcéré en totalité, provenant d'un coup; les chairs formoient un choux-fleur large comme le fond d'une aſſiette; l'humeur qui en ſortoit étoit claire: elle étoit ſi abondante, qu'elle mouilloit non-ſeulement des trente compreſſes par jour, mais encore ſa chemiſe & ſes jupons; l'odeur en étoit ſi fétide, que plus d'une fois elle a fait aigrir du bouillon gras qui venoit d'être fait; on ſentoit cette odeur ſur l'eſcalier avant que d'entrer chez elle. J'ai adouci ſes douleurs ſur-le-champ avec mon épythême.

Madame Glairot, cul-de-ſac Coquerelle, rue des Juifs au Marais. Elle étoit mourante quand je l'ai vue (1); le ſein étoit détruit, & formant abſolument un champignon plus large qu'une aſſiette; il paſſoit ſous l'aiſſelle juſques derriere le dos: elle étoit épuiſée par l'abondante ſupuration, qui étoit auſſi abondante comme Madame Charles, ainſi que les douleurs, &c.

Mademoiſelle de . . . . . . maiſon Delan, ancien Notaire, vis-à-vis l'hôtel de Berlin, rue de Grenelle, âgée de quarante à quarante-cinq ans, le ſein ulcéré en totalité d'ancienne date; les chairs étoient inégales d'une vilaine couleur; ſans dire ſi c'étoit d'un coup.

Madame Froment, Marchande de vin, pointe Saint-Euſtache, le cancer volumineux, ulcéré, large comme une aſſiette, mouillant juſqu'à ſes jupons.

La dame épouſe de M. Thevenin, Maître & Marchand Tailleur, rue du Four Saint-Germain, près celle de l'Egoût, âgée de trente à quarante ans, graſſe & d'une ſanté robuſte, le cancer volumineux, ulcéré, avec une tumeur dure ſous l'aiſſelle. Il n'y a pas de ſanté qui tienne ici, l'hydre terraſſe l'Hercule.

La dame épouſe de M. de Simeur, Maître & Marchand Tailleur, rue de Buſſy, vis-à-vis celle

(1) Après la mort le Médecin.

de Seine, fauxbourg Saint-Germain, le cancer ulcéré, adhéré, avec glande dure ſous l'aiſſelle.

M........ Prêtre de Saint-Merry, le cancer volumineux & ulcéré, avec des hémorragies fréquentes qui l'ont conduit à l'hydropiſie de poitrine, à la bouffiſſure des environs.

Madame Trouillet, Garde-malade, rue de la Ville-l'Evêque, fauxbourg Saint-Honoré, le cancer très-volumineux, adhérent, ulcéré, qui a dévaſté tout le ſein, & qui a produit en même tems le gonflement depuis l'épaule juſqu'au bout des doigts. Soulagée.

Madame Lenoir, Marchande de Bas, rue Saint-Honoré, au coin de celle de Saint-Nicaiſe, mere de onze enfans, le cancer ulcéré, large comme une aſſiette, le ſein détruit en entier juſqu'aux côtes, avec une ſupuration des plus abondantes; je l'ai perſuadée qu'elle ne pourroit ſouffrir mon cauſtique, & qu'il falloit que ſon Chirurgien ordinaire continuât à la traiter. Cet avis fut conforme à ſon inclination : elle ne s'apperçut pas de ma défaite; elle me remercia avec effuſion de cœur. O vous, détracteurs, paroiſſez en face d'une pareille victime! & n'en faudroit-il pas davantage pour vous attendrir & vous faire abjurer?

Madame Clinſand, Marchande Parfumeuſe, rue de Valois, près le Palais-royal, pour ſa ſœur, le cancer ulcéré de la largeur du fond d'une aſſiette, les chairs ſous forme de ceriſes, dureté dans les glandes de l'aiſſelle.

La femme du Vitrier, rue des Bons-Enfans, près le Palais-royal, le cancer ulcéré aſſez largement, affoiblie au point qu'on ne pouvoit la lever que dans un drap.

Madame Suzanne-Durand, âgée de ſoixante-ſeize ans, connue à l'hôtel de Derneul, rue de Provence, près les écuries d'Orléans, le cancer ulcéré très-largement, les chairs ſous forme de ceriſes.

Madame Jardet, place Saint-Sulpice, à l'Académie de Vaudreuil, le cancer ulcéré, glande ſous l'aiſſelle.

Madame Decavé, rue de Seine, fauxbourg Saint-Germain, maiſon du Chirurgien, vis-à-vis la rue de l'Echaudé, le cancer ulcéré, volumineux, avec gonflement du même côté, depuis l'épaule juſqu'au bout des doigts, &c. &c.

M. Ingouf, Graveur en taille-douce, rue du Plâtre-St-Jacques, pour Madame......... reſtante chez lui, âgée de trente à trente-ſix ans, le cancer ulcéré, avec glande dure ſous le bras & ſous l'aiſſelle; traitée par mes palliatifs, parce que j'avois décidé la guériſon impoſſible : le commencement du développement de la dureté ne datoit que de quinze à dix huit mois.

Madame Hariot, âgée de plus de ſoixante ans

rue Mouffetard, vis-à-vis le cloître Saint-Marcel, le cancer ulcéré, dureté ſous l'aiſſelle.

Madame. . . . . . Jardiniere, à la Grande-Pinte, âgée de cinquante à ſoixante ans, le cancer ulcéré; traitée chez elle par un Chirurgien qu'elle logeoit, nourriſſoit & ſoudoyoit; malgré tous ſes ſoins adminiſtrés en tems & heures, elle a ſuccombé.

Madame Chenneteau, rue Montmartre, près l'hôtel d'Uzès, âgée de ſoixante-douze ans au moins, le cancer ulcéré, avec champignon; opérée pour le même mal trois ans avant; couverte de dartres écailleuſes depuis la tête juſqu'aux pieds, les jambes retirées de maniere qu'elle ne peut marcher.

La Femme-de-chambre de Madame Mangourit, hôtel des Etats-Généraux, paſſage des Petits-Peres, âgée de vingt-cinq à trente ans, le cancer ulcéré, avec des bords durs & renverſés, & perclue pendant un certain tems, par un rhumatiſme depuis les reins juſqu'au bout des pieds.

Madame veuve Leclerc, Fabricante de Tabatieres, maiſon du Clincailler, au troiſieme, rue Saint-Martin, près celle Jean-Robert, âgée de trente-ſix à quarante ans, le cancer volumineux, ulcéré en long, avec replis des bords & des petites duretés ſur tout le ſternum, *ou toute la poitrine*, un gonflement dans l'autre ſein.

Madame Lacour, enclos du Temple, Allumeuſe

de Reverberes, âgée de cinquante à ſoixante ans, le cancer ulcéré aſſez largement.

La dame épouſe du ſieur Dervin, Orfevre, rue Saint Martin, près celle Grenier-Saint-Lazare, âgée de quarante à cinquante ans, le cancer ulcéré, avec glande ſous le bras.

Mademoiſelle........ rue Hautefeuille, entre la rue Serpente & celle Percée, le cancer conſirable, ulcéré, avec champignon, dureté ſous l'aiſſelle. Il n'y avoit pas plus d'un an que la dureté avoit commencé à croître; quelques Praticiens lui avoient conſeillé de vivre avec ſon ennemi, & de prendre de l'opium. Triſte reſſource!

Madame Bouillette, veuve d'un Auditeur des Comptes, rue Porte-foin au Marais, âgée de ſoixante ans, le cancer ulcéré, avec des rebords durs & renverſés, dont le commencement datoit de ſix mois tout au plus.

Madame Benezet, rue Thibautodé, âgée de trente-ſix à quarante ans, le cancer ulcéré.

La femme Chapu, Blanchiſſeuſe, rue Saint-Lazare, fauxbourg Saint-Honoré, âgée de cinquante à ſoixante ans, le cancer ulcéré, avec dureté ſous l'aiſſelle.

La femme de...... rue des Trois-Canettes, en la Cité, N° 14, le cancer volumineux, adhérent, ulcéré très-largement, chairs ſous forme de ceriſes, hémorragie fréquente.

Madame Vaillant, rue Copeau, près la Pitié, pour une dame de ſes parentes, le cancer ulcéré.

La dame épouſe de M. Daugny, Fermier général, rue Grange-Batelliere, âgée de trente - ſix à quarante ans, le cancer ulcéré depuis un an à-peu-près, large comme un écu de ſix livres, avec des rebords durs, renverſés, une tumeur près de l'aiſſelle. J'aurois pu la guérir avant l'ulcération, tandis que je lui ai écrit que je ne pouvois que la ſoulager.

M. Meule, hôtel de la Paix, rue de Richelieu, le cancer au viſage, qui a détruit toute la joue droite.

M. Charles Dortan, Député à l'Aſſemblée Nationale, rue des Orties, butte Saint-Roch, hôtel de Picardie, pour une Dame de Province, âgée de ſoixante-dix ans, le cancer ulcéré, avec enflure depuis l'épaule juſqu'au bout des doigts.

Nanci.

Madame la Comteſſe de Chaſtenay, âgée de ſoixante ans au moins, le cancer ulcéré, une tumeur dure ſous le bras juſqu'à l'aiſſelle, venue à Paris avec ſon Médecin; j'ai refuſé de l'entreprendre : elle eſt retournée auſſitôt chez elle.

Hâvre-de-Grace.

Madame Deshaye, âgée de cinquante-cinq ans,

le cancer ulcéré légerement, six pouces de circonférence, sur deux de long.

Lyon.

Madame Lallemand, le cancer ulcéré.

La femme de M. . . . . premier Echevin, le cancer ulcéré.

Bordeaux.

Une Dame de la connoissance de M. Lacombe-Durand, Négociant, le cancer ulcéré.

La dame épouse de M. Alaret, Négociant, le cancer ulcéré assez largement, avec des bords durs. Soulagée.

La sœur de M. Hyriard, Médecin, le cancer ulcéré.

Jennelar près Charolles.

Madame veuve Berault de Gouvenin, âgée de. . . . . . . le cancer ulcéré depuis quelques mois.

Reims.

La femme de M. Nau de Neveux, Fabricant, le cancer ulcéré.

Semur en Auxois.

M. de Bretagne, Chevalier de Saint-Louis,

pour Madame Perrot du Potel, à quelques lieues de Semur, le cancer ulcéré, avec des chairs élevées. Soulagée.

Pau en Béarn.

M. l'Abbé Paradis, Prébendé royal, pour une Dame de ſa connoiſſance, qui a un ulcere avec un choux-fleur.

Beauvais.

La femme de M. Durand, Braſſeur, rue Saint-Jean, le cancer ulcéré, aſſez conſidérable, avec tumeur dure ſous l'aiſſelle.

Chaige, près Juviſi.

La Jardiniere de M. de la Maiſonfort, le cancer ulcéré, avec excroiſſance de chairs, retenue ſur ſon lit à cauſe d'un gonflement conſidérable de la cuiſſe & de la jambe.

Péronne.

Pour une Dame, âgée de ſoixante-quatre ans, à qui on avoit fait l'opération par l'inſtrument tranchant.

Bonnetable en Maine.

M. Fleury-Bailly, le cancer ulcéré de la largeur d'une ſoucoupe à café, avec carie légere à la clavicule.

Beaune en Bourgogne.

La Comtesse de Soudras, au château de Migny, pour une de ses Paroissiennes pauvre, le cancer considérable, ulcéré.

Gannat en Bourbonnois.

M. Artonne, Chirurgien, pour une Dame de sa connoissance, le cancer ulcéré.

La mere de M. Bechomet, Commissaire ès droits seigneuriaux, âgée de soixante-deux ans, le cancer ulcéré.

Soissons.

M. Espiaud, Chirurgien pour la Lithotomie, pour une Dame de sa connoissance, le cancer ulcéré.

Poitiers en Poitou.

Madame de Fougiere-Darnac, le cancer ulcéré, datant d'un an à-peu-près, par suite de contusion dans une voiture.

Naples.

Madame de Chennetré, à la Cour, le cancer ulcéré assez largement.

Meaux.

Madame de Lentillac, Abbesse de Notre-Dame

de Meaux, le cancer ulcéré aſſez largement, avec des bords durs çà & là reſſemblans à des noiſettes, avec un champignon au milieu.

Angers.

La femme de M. le Royer de Chantpie, Contrôleur ambulant des Domaines du Roi, le cancer ulcéré, avec champignon & hémorragie.

Tréguier en baſſe Bretagne.

La mere de M. Blouin, Directeur de la Poſte aux Lettres, âgée de ſoixante ans au moins, un cancer ulcéré, avec des bords durs.

Amiens.

Madame de Nampti-Greſſet, un ſein ulcéré, avec chairs ſous forme de choux-fleur.

Blanc en Berry.

M. de la Salle fils, Médecin, pour une Dame de ſa connoiſſance, un cancer ulcéré légerement.

Avignon.

M. Grainville, Chevalier de Saint-Louis, pour une Demoiſelle de ſa connoiſſance, un cancer ulcéré.

Bouxviler en Alſace.

La belle-ſœur de M. Roſeinſtel, Commis au Département des Affaires étrangeres, un cancer ulcéré.

Rouen.

Madame Roux de Bellegarde, pour une de ſes amies.

Madame Bertelin, rue Haranguerie, un cancer ulcéré.

Nantes.

La dame épouſe de M. Leblanc, Maître Tailleur, rue de Richebourg, un cancer ulcéré.

Madame Delahaye, chez Madame de la Tocnaye, rue Saint-Vincent, un cancer ulcéré.

Madame........ rue des Minimes, mere de ſept enfans, âgée de trente-ſix à quarante ans, venue à Paris & retournée chez elle, un cancer occupant tout le ſein dans pluſieurs endroits, ulcéré, avec adhérence.

Madame Garnier, un cancer ulcéré, conſulté par M. Quentin, Prévôt du College.

Madame Dupleſſis, un cancer ulcéré.

Epernay en Champagne.

M. Mauclerc, Chirurgien-major des vaiſſeaux du Roi, pour une Dame de ſa connoiſſance, un cancer ulcéré, ainſi que les glandes axilliaires.

Saintes

Saintes en Saintonge.

M. Michaud, Chirurgien, pour Madame la Baronne de Beaucorp, un cancer ulcéré.

Meth.

Madame Jeunehomme, Amidonniere, rue des Tanneurs, un cancer ulcéré, les glandes axilliaires durcies, avec le bras enflé.

Chevreuse.

M. Hubert, Chirurgien, pour une perſonne de ſa connoiſſance, un cancer au nez.

Fougere en Bretagne.

M. le Breton de la Saudrais, Médecin, pour Madame ſa belle-ſœur, un cancer de vingt-cinq pouces de circonférence, & treize de haut en bas.

Piré près Rennes.

MM. la Salles & Deſroches, Maîtres en Chirurgie, pour une femme de ſoixante ans, un ulcere cancéré.

Angoulême.

Conſultation de Médecin non ſignée, & ſignature de M...... Notaire, pour un cancer très-conſidérable, ulcéré, ainſi que les glandes de deſſous l'aiſſelle, avec enflure du bras.

Rochefort.

M. Vives, Professeur & Démonstrateur en chef d'Anatomie, en Chirurgie, aux Ecoles de la Marine, pour un Marinier qui a un ulcere à la levre.

Gaillon en Normandie.

La femme Saunier, un cancer très-large avec ulcération, les chairs élevées & abondantes, hémorragie.

Saint-Malo.

Madame...... âgée de soixante dix-huit ans, un cancer ulcéré.

Saint-Germain-en-Laye.

M. Richez, chez Madame la Comtesse de Bretel, un cancer ulcéré jusques derriere le dos & dessous l'aisselle; plus, ulciatique considérable.

Chaumont en Bassigny.

M. Martin, un ulcere à la levre.

Château-Gonthier, près Angers.

La femme de M. le Royer de Chantpré, Officier du Gouvernement d'Anjou.

Lettre de M. Fumée, Docteur-Régent de la Faculté de Médecine de Paris, à M. Dorez.

M. Fumée ſouhaite le bonjour à M. Doré, & le prie de vouloir bien aller demain vendredi, le matin, ſur le quai d'Anjou, île Saint-Louis, près le petit hôtel Lambert, y demander Madame Davouſt, & s'y préſenter de la part de M. Fumée, qui prie M. Dorez de réſerver pour lui ſa façon de penſer ſur l'état fâcheux de cette malade, qu'il aura l'attention de beaucoup conſoler, loin de l'effrayer, n'étant que trop frappée de ſon état; s'il croit pouvoir la ſoulager, il lui demande de le faire, & ils en parleront d'ailleurs à la premiere entrevue. *Ce jeudi ſoir.*

Si abſolument M. Dorez ne pouvoit y aller demain dans la matinée, il remettroit au lendemain ſamedi, lui demandant de n'y point aller le ſoir.

Atteſtation de M. Ingouf le jeune.

J'ai requis au mois de Décembre 1789, M. Dorez, Maître en Chirurgie, rue & île Saint-Louis, Nº 105, pour y voir le ſein cancéré de Madame Hugot; d'après ſon examen, il l'a jugé incurable ; mais à mes sollicitations & à celles de la malade, il a consenti à la soulager ; ce que je certifie conforme à la vérité. A Paris, ce 22 Décembre 1789. INGOUF *le jeune.*

Attestation de M. Mallet, Médecin de Paris, & de l'Hôtel-Dieu.

M. Mallet, Médecin de Paris, a fait demander M. Dorez, Maître en Chirurgie, &c. rue & île Saint-Louis, N° 105, le 26 Septembre 1788, pour examiner le sein & le bras de Madame Fortin, Négociante, demeurant quai Pelletier ; d'après l'apperçu du sieur Dorez, il a jugé le sein & le bras incurables, mais encore la mort de la malade prompte, parce que le sein étoit voisin de la gangrene, ainsi que le bras qui étoit tendu au dernier degré.

On trouvera le sieur DOREZ tous les jours chez lui, depuis une heure après-midi jusqu'à trois, excepté les Fêtes & Dimanches.

Il faut affranchir les Lettres.

www.ingramcontent.com/pod-product-compliance
Ingram Content Group UK Ltd.
Pitfield, Milton Keynes, MK11 3LW, UK
UKHW020405230726
13925UKWH00003B/1273

9 782019 247928